Hausaufgaben in der Psychotherapie

Hausaufgaben in der Psychotherapie

Strategien und Materialien für die Praxis

von

Lydia Fehm und Sylvia Helbig

HOGREFE · GÖTTINGEN · BERN · WIEN · PARIS · OXFORD · PRAG
TORONTO · CAMBRIDGE, MA · AMSTERDAM · KOPENHAGEN

Dr. rer. nat. Lydia Fehm, geb. 1966. 1987–1993 Studium der Psychologie in Marburg. Anschließend Promotionsstipendium in Dresden und therapeutische Tätigkeit mit Schwerpunkt Angststörungen. 1994–1999 Verhaltenstherapieausbildung und 1999 Approbation als Psychologische Psychotherapeutin. 2000 Promotion. 2000–2005 Wissenschaftliche Mitarbeiterin im Bereich Klinische Psychologie und Psychotherapie an der Technischen Universität Dresden. Seit 2005 Wissenschaftliche Mitarbeiterin im Arbeitsbereich Psychotherapie und Somatopsychologie an der Humboldt-Universität zu Berlin. 2008 Habilitation. Forschungs- und Behandlungsschwerpunkte: Agoraphobische und soziale Ängste, therapeutische Hausaufgaben.

Dipl.-Psych. Sylvia Helbig, geb. 1978. 1997–2002 Studium der Psychologie in Dresden. 2003–2007 Wissenschaftliche Mitarbeiterin am Institut für Klinische Psychologie und Psychotherapie der TU Dresden in der AG Klinische Forschung. Seit 2003 Ausbildung zur Psychologischen Psychotherapeutin mit Schwerpunkt Verhaltenstherapie. Seit 2007 Wissenschaftliche Mitarbeiterin am Zentrum für Klinische Psychologie und Rehabilitation der Universität Bremen.

Bibliografische Information der Deutschen Nationalbibliothek

Die Deutsche Nationalbibliothek verzeichnet diese Publikation in der Deutschen Nationalbibliografie; detaillierte bibliografische Daten sind im Internet über http://dnb.d-nb.de abrufbar.

© 2008 Hogrefe Verlag GmbH & Co. KG
Göttingen · Bern · Wien · Paris · Oxford · Prag
Toronto · Cambridge, MA · Amsterdam · Kopenhagen
Rohnsweg 25, 37085 Göttingen

http://www.hogrefe.de
Aktuelle Informationen · Weitere Titel zum Thema · Ergänzende Materialien

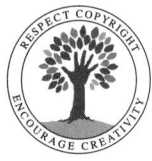
Umschlagabbildung: Lenz Fehm
Satz: Grafik-Design Fischer, Weimar
Druck: Druckerei Kaestner, Rosdorf
Printed in Germany
Auf säurefreiem Papier gedruckt

ISBN 978-3-8017-2046-9

Inhaltsverzeichnis

CD-ROM

Die CD-ROM enthält PDF-Dateien von den Materialien, die in Teil III des Buches abgedruckt sind. Die PDF-Dateien können mit dem Programm Acrobat® Reader (eine kostenlose Version ist unter www.adobe.com/products/acrobat erhältlich) gelesen und ausgedruckt werden.

Vorwort

Warum ein Buch zu Hausaufgaben?

Psychotherapie wird häufig definiert als ein geplanter, zielorientierter Prozess, um problematische, die Lebensführung beeinträchtigende Erlebens- und Verhaltensweisen eines Patienten[1] zu verändern. Dieser Anspruch einer umfassenden Änderung von Denk- und Verhaltensweisen kann schwerlich im Rahmen zeitlich begrenzter therapeutischer Sitzungen erfüllt werden, die sich in der Art der Beziehungsgestaltung und der äußeren Gegebenheiten zudem deutlich vom Alltag des Patienten unterscheiden. Stattdessen muss Psychotherapie auch und gerade außerhalb des Therapiezimmers stattfinden, um die angestrebten Veränderungen dauerhaft und stabil in Leben und Alltag von Patienten zu integrieren. Spätestens am Ende einer Psychotherapie sollten Patienten befähigt sein, in der Therapie angestoßene Verarbeitungs- und Veränderungsprozesse auf kognitiver, emotionaler und verhaltensbezogener Ebene selbständig und eigengerichtet zu initiieren und weiterzuführen.

Erstaunlicherweise wissen wir trotz umfangreicher Bemühungen, therapeutische Veränderungen zu erforschen und zu verstehen, noch sehr wenig über Prozesse, die zwischen den eigentlichen therapeutischen Sitzungen ablaufen. Hier kann mit Fug und Recht von einem „vernachlässigten Forschungsgebiet" (Zeeck, Hartmann & Orlinsky, 2004) gesprochen werden. Dies ist umso erstaunlicher, wenn man sich das Verhältnis von Therapiezeit und Alltag bzw. Intersession-Intervallen veranschaulicht: Wenn wir von einer Therapiesitzung pro Woche ausgehen, stehen dieser Zeit bei durchschnittlich acht Stunden Schlaf pro Nacht 111 Stunden wacher Zeit gegenüber, in denen das Problemverhalten bzw. die als belastend erlebten Emotionen auftreten können. Abbildung 1 zeigt dieses Verhältnis als Kreisdiagramm.

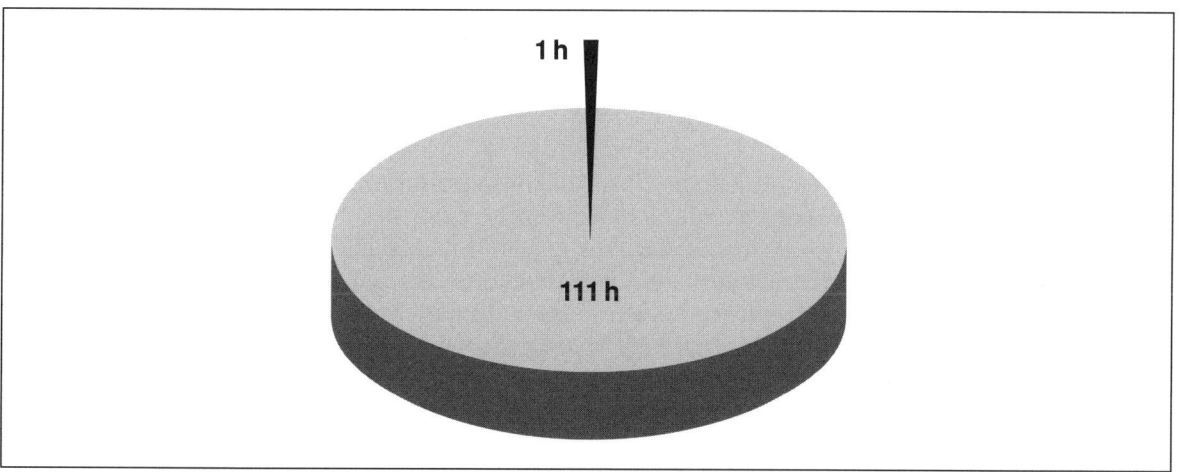

Abbildung 1:
Verhältnis von Therapiezeit zu sonstiger wacher Zeit innerhalb einer Woche

Geht man von der oben genannten Definition von Psychotherapie aus, wird deutlich, dass Therapeuten Strategien benötigen, um die Zeit zwischen den Sitzungen geplant und zielorientiert für Veränderungsprozesse nutzbar zu machen. Therapeutische Hausaufgaben stellen dabei die wichtigste und derzeit aussichtsreichste Methode zur Übertragung therapeutischen Geschehens in den Alltag des Patienten dar. Bereits Anfang der siebziger Jahre veröffentlichten Shelton und Ackerman ihr praxisnahes Buch zu „Hausaufgaben in Beratung und Psychotherapie" (Shelton & Ackermann, 1974, 1978), das den Beginn

---

1 Wir wissen, dass die Mehrzahl der Patienten und auch der Therapeuten weiblichen Geschlechts sind – dennoch verwenden wir im Text aus Gründen der besseren Lesbarkeit stets die männliche Form.

einer systematischen Auseinandersetzung mit dem Thema markierte. Zwar konstatierten Lilly Kemmler und Kollegen noch Ende der achtziger Jahre, dass „die Beliebtheit der Anwendung von Hausaufgaben in umgekehrtem Verhältnis zu ihrer Erforschung steht" (Borgart & Kemmler, 1989); in den letzten zehn Jahren sind Hausaufgaben jedoch vermehrt in den Fokus von Psychotherapieforschung und Praxis gerückt, was sich in einer Vielzahl theoretischer und empirischer Arbeiten zu diesem Thema sowie in Theorie- und Trainingskursen zu Hausaufgaben im Rahmen von Weiterbildungskursen und Curricula in Ausbildungsinstituten widerspiegelt.

Mittlerweile rechtfertigen wissenschaftliche Ergebnisse die theoretisch angenommene Bedeutsamkeit sowie die Beliebtheit psychotherapeutischer Hausaufgaben. Es konnte in verschiedenen Arbeiten nachgewiesen werden, dass Vergabe und Erledigung von Hausaufgaben mit einem günstigeren Therapieergebnis in Zusammenhang stehen (vgl. auch Kapitel 2.2 und 2.3). Es kann angenommen werden, dass die systematische und zielorientierte Planung und Anwendung von Hausaufgaben deren positive Wirkung begünstigt und verstärkt. Das vorliegende Buch soll Therapeuten dabei unterstützen, Hausaufgaben strukturiert und effektiv in die Therapie zu integrieren und für den therapeutischen Prozess zu nutzen. Dabei liegt ein Schwerpunkt auf der Bereitstellung praktischer Hilfen für Planung und Auswertung von Hausaufgaben in Form von Arbeitsblättern und Protokollbögen.

Wie ist dieses Buch aufgebaut?

Das vorliegende Buch gliedert sich grob in drei Teile. Im ersten Teil haben wir Hintergrundinformationen zum Thema „psychotherapeutische Hausaufgaben" zusammengetragen. Sie finden hier beispielsweise verschiedene Definitionen des Begriffs sowie Klassifikationen von Hausaufgaben und Überlegungen zu Indikationen und Kontraindikationen. Für Leser, die an aktuellen wissenschaftlichen Befunden zum Einsatz und zu Effekten von Hausaufgaben interessiert sind, enthält dieser Teil darüber hinaus im zweiten Kapitel eine Darstellung verschiedener Studien und Forschungsrichtungen zum Thema.

Im zweiten Teil des Buches werden konkrete Hinweise und Beispiele für den effektiven Umgang mit Hausaufgaben gegeben – im Verlauf des therapeutischen Prozesses allgemein und auf Ebene konkreter Einzelaufgaben. Sie finden in diesem Teil auch Vorschläge für individuelle Anpassungen von Aufgaben an bestimmte Patientengruppen (vgl. Kapitel 5) sowie Hinweise und Hilfestellungen für den Umgang mit häufig auftretenden Problemen bei Hausaufgabenvergabe und -besprechung (vgl. Kapitel 4). Dieses Kapitel sollten Sie lesen, wenn Sie für den Einsatz von Hausaufgaben in Ihrer eigenen Arbeit mit Patienten Anregungen und Hilfestellungen wünschen. *Hinweis:* Obwohl viele Ausführungen in diesem Buch allgemein für Hausaufgaben gelten, sind Hinweise und Empfehlungen für den Umgang mit Hausaufgaben vorwiegend auf dem Hintergrund kognitiv-verhaltenstherapeutischer Annahmen über therapeutische Veränderungen zu verstehen. Es kann daher sein, dass die hier vertretene Auffassung zur Gestaltung therapeutischer Prozesse nicht von Vertretern aller Therapierichtungen geteilt wird.

Der dritte Teil des Buches umfasst eine Sammlung von Arbeitsblättern und Protokollbögen, die in Verbindung mit verschiedenen Hausaufgaben eingesetzt werden können. Sie finden in diesem Abschnitt des Buches neben einer Kopiervorlage des eigentlichen Arbeitsblattes auch eine kurze Darstellung der dazugehörigen Hausaufgabe sowie Hinweise, wann und wie die Aufgabe bzw. der Bogen gewinnbringend eingesetzt werden kann. Wir haben uns bei der Gliederung der Bögen am Ablauf der Therapie orientiert, da eine störungs- oder symptombezogene Darstellung häufig nicht sinnvoll möglich war und darüber hinaus zu einer starken Aufgliederung geführt hätte. Sie finden entsprechend zunächst Bögen, die über standardisierte psychometrische Verfahren hinaus in der diagnostischen Phase hilfreich sind. Danach folgen vier Bögen, die spezifisch für Hausaufgabenprozesse bzw. allgemeine Therapieprozesse entwickelt wurden, sowie Arbeitsblätter, die während des Verlaufs der Therapie einzusetzen sind. Zuletzt enthält die Materialiensammlung Arbeitsblätter für den Abschluss der Therapie (Therapiezusammenfassung, Rückfallprophylaxe). Auf der dem Buch beiliegenden CD-ROM sind alle Arbeitsblätter in Form von PDF-Dateien enthalten. Diese können mit dem Programm Acrobat® Reader gelesen und ausgedruckt werden.

Warum Materialien zur Hausaufgaben-Vergabe?

Wie wir oben dargestellt haben, bildet die Materialiensammlung einen wesentlichen Teil des vorliegenden Buches. Natürlich ist der Einsatz von Hausaufgaben nicht unbedingt abhängig von Arbeitsblättern oder Protokollen. Wie jedoch in Kapitel 2.4.3 noch ausführlicher beschrieben wird, stellt die Verwendung schriftlicher Materialien eine der wenigen Empfehlungen zum effektiven Einsatz von Hausaufgaben dar, die empirisch belegt sind. Geht man davon aus, dass die Aufgabenerledigung Voraussetzung für die positive Wirkung von Hausaufgaben ist, tragen solche Materialien in gewisser Weise mit zum Therapie-Erfolg bei.

Dies wird auch von anderen Autoren aufgegriffen; so enthalten heute viele störungsspezifische Therapiemanuale Vorschläge für (hausaufgabenbezogene) Arbeitsblätter. Nun haben die wenigsten Therapeuten jedoch Zugriff zu allen gängigen Manualen bzw. verwenden sie aus verschiedenen Gründen nicht (siehe z. B. Kosfelder, Poldrack & Jacobi, 2002). Wir denken jedoch, dass die Vergabe von Materialien für Hausaufgaben auch unabhängig von der Nutzung von Therapiemanualen erfolgen kann und sollte. Unser Ziel für dieses Buch war daher, möglichst unabhängig von konkreten Therapiemanualen Materialien für häufig vergebene Hausaufgaben zusammenzustellen. Die Gestaltung der Blätter ist dabei möglichst neutral, so dass gegebenenfalls auf den Patienten zugeschnittene Modifikationen möglich sind. Natürlich kann jeder Therapeut sich solche Blätter auch selbst entwerfen – unserer Erfahrung nach haben sich einige Kollegen auch bereits kleinere Sammlungen zusammengestellt. In der täglichen Arbeit in der psychotherapeutischen Praxis fehlt jedoch oft die Zeit, solche Sammlungen zu pflegen oder zu erweitern. An dieser Stelle soll die im Buch enthaltende Materialiensammlung helfen: Durch die vorbereiteten Bögen, die überdies nach Therapiephasen und Problemgebieten geordnet sind, können Sie bei Bedarf zügig ein Arbeitsblatt auswählen und mit Hilfe der beiliegenden CD-ROM ausdrucken.

Bei der Auswahl der Bögen haben wir uns daran orientiert, welche Störungsbilder und Probleme in der therapeutischen Praxis häufig vorkommen. Natürlich gibt es viel mehr mögliche und sinnvolle Aufgaben als wir hier durch die Materialien abbilden können. Für alle denkbaren Aufgaben und deren individuelle Anpassungen an den Einzelfall Materialien zu entwickeln und bereitzustellen, ist jedoch nicht möglich. Wir möchten daher ausdrücklich darauf hinweisen, dass die hier enthaltenen Aufgaben und Materialien nur einen Ausschnitt aus der Menge aller denkbaren Aufgaben darstellen und die Auswahl einer Hausaufgabe in erster Linie am aktuellen Problem sowie an den individuellen Besonderheiten des Patienten orientiert sein sollte. Engagierte Patienten können auch aufgefordert werden, für die für sie entwickelte Aufgabe anhand der Vorlage einen eigenen Bogen zu erstellen, der dann optimal auf die individuelle Aufgabe zugeschnitten ist. Dafür kann der standardisierte Bogen eine nützliche Vorlage sein.

Wir hoffen, mit diesem Buch Psychotherapien und insbesondere den geplanten und systematischen Einsatz von Hausaufgaben unterstützen und bereichern zu können. Darüber hinaus sind wir auch an Ihren Erfahrungen mit Hausaufgaben allgemein und den Anregungen in diesem Buch interessiert: Wenn Sie Hinweise oder Vorschläge für weitere Aufgaben, Materialien oder den Umgang mit Hausaufgaben allgemein haben, mailen Sie uns! Sie erreichen uns unter lydia.fehm@psychologie.hu-berlin.de bzw. shelbig@uni-bremen.de.

Für freuen uns auf Ihre Rückmeldungen und wünschen Ihnen viel Freude und Erfolg mit diesem Buch.

Berlin und Bremen, Oktober 2007   Lydia Fehm
                                                    Sylvia Helbig

TEIL I:
Hausaufgaben in der ambulanten Psychotherapie –
Theoretische Grundlagen und empirische Befunde

Kapitel 1

Zur Bedeutung psychotherapeutischer Hausaufgaben – Begriffe und Grundlagen

Das erste Kapitel des Buches bietet eine Einführung zum Thema „Therapeutische Hausaufgaben". Neben Definitionen des Begriffs finden Sie hier theoretische Annahmen über grundsätzliche Wirkmechanismen und daraus abgeleitete Ziele des Hausaufgabeneinsatzes sowie Vorschläge für die Klassifikation von Hausaufgabentypen. Der Abschnitt endet mit Überlegungen zur Frage der Kontraindikationen für den Einsatz von Hausaufgaben.

1.1 Therapeutische Anweisung oder Eigentherapie? – Zum Begriff „Hausaufgabe" im therapeutischen Kontext

Therapeutische Hausaufgaben gehören zum Standardhandwerk von Behandlern verschiedener Therapierichtungen, auch wenn sie im Allgemeinen in denjenigen Therapierichtungen eine größere Rolle spielen, in denen aktive Lernprozesse beim Patienten der therapeutischen Veränderungsstrategie zugrunde gelegt werden (Borgart & Kemmler, 1989). Entsprechend werden Hausaufgaben als ein entscheidender Wirkfaktor der verhaltenstherapeutischen Behandlung angesehen (Blagys & Hilsenroth, 2002). Goisman (1985; S. 676) bezeichnete Hausaufgaben sogar als „[...] *the most generic of behavioral interventions [...]*", also die dem Grundgedanken der Verhaltenstherapie am besten entsprechende Intervention. Trotz dieses hohen Stellenwerts, den Hausaufgaben in der Literatur zugeschrieben bekommen, gibt es immer noch Unsicherheiten darüber, welche Interventionen tatsächlich Hausaufgaben darstellen und welche nicht. Einige Begriffsdefinitionen sollen den Terminus „Hausaufgabe" im Kontext der Psychotherapie erläutern (vgl. Kasten 1).

Den hier exemplarisch dargestellten Definitionen, insbesondere denen jüngeren Datums, ist die Annahme gemein, dass wesentliche Veränderungsprozesse im Erleben und Verhalten des Patienten

Kasten 1:
Definitionen therapeutischer Hausaufgaben

Hausaufgaben sind ...
„Anweisungen, [...], die der Klient außerhalb der Therapiestunden befolgen soll. Diese Anweisungen berücksichtigen alle erhobenen Daten über das Verhalten des Klienten und seine Beziehung zur Umwelt. Außerdem wird der Klient ermutigt, gewissen Verhaltensrichtlinien zu entsprechen und Ergebnisse über die Wirksamkeit des Programms rückzumelden. Hausaufgaben werden gemeinsam von dem Therapeuten und dem Klienten geplant und steigern die Fähigkeit des Klienten zur Selbsteinschätzung und Selbststeuerung weit über das Ende der Therapie hinaus." (Shelton & Ackerman, 1978, S. 9)
„[...] Aufgaben, die der Klient außerhalb des Therapiezimmers zwischen den Therapiesitzungen durchführt, um das in der Therapie Gelernte einzuüben und zu vertiefen, auf seinen konkreten Lebensbereich zu übertragen oder Beobachtungsmaterial für die nächste Therapiesitzung zu sammeln." (Borgart & Kemmler, 1989, S. 10)
„[...] Anleitungen und Aufgabenstellungen [...]: Sie schreiben a) konkrete Handlungsweisen fest, die der Klient b) in festgelegten Alltagssituationen ausführen kann, und sie konkretisieren c) Durchführungsbedingungen, unter denen diese ‚Erprobungen' stattfinden sollten." (Wendlandt, 2003, S. 30)

Kasten 2:
Alternativen zum Begriff „Hausaufgabe"

Statt „Hausaufgabe":	
– Verhaltensübung, Verhaltensexperiment – Therapieaufgabe – Übung, Übungsaufgabe, Trainingsaufgabe	– (Therapeutische) Vereinbarung – Alltagstest

zwischen den eigentlichen Therapiesitzungen stattfinden und dass eine gezielte Anleitung den Patienten bei diesen Veränderungsprozessen unterstützen kann. Es zeigt sich in den neueren Definitionen jedoch ein Wandel im Verständnis dieser Anleitung – gingen Shelton und Ackerman noch stärker von einer medizinisch geprägten Auffassung aus, dass Hausaufgaben etwas sind, dass der Patient zu erledigen hat, weisen neuere Definitionen dem Patienten deutlich mehr Verantwortung zu, indem sie Hausaufgaben eher als eine „Anleitung zur Selbsthilfe" konzipieren.

Obwohl es kaum Dissens unter Praktikern und Wissenschaftlern darüber gibt, dass erst die Übertragung therapeutischer Inhalte in den Alltag die Therapie langfristig wirksam und erlebbar macht, existieren erstaunlich wenig empirische Befunde zu diesem Thema. Die Frage, was zwischen den Sitzungen geschieht und wie sich „Intersession-Prozesse" auf den Therapieverlauf auswirken, ist wenig untersucht. Auch die „soziale Validität" therapeutischer Interventionen, also die Beobachtbarkeit von Veränderungen im Verhalten einer Person durch ihr soziales Umfeld, ist in der Regel kein Outcome-Kriterium klinischer Studien – obwohl diese Informationen sicher eine wichtige Ergänzung zur Erfassung therapeutischer Veränderungen über die klassischen Fragebogen-Werte hinaus darstellen würden. Erfreulicherweise lässt sich in den letzten Jahren ein stärker werdendes Bewusstsein für diese Probleme beobachten – nicht zuletzt, weil therapeutische Hausaufgaben in den Fokus der Psychotherapieforschung gerückt sind.

In der Literatur (und auch unter Kollegen) findet sich manchmal die Meinung, dass der Begriff „Hausaufgabe" negative Erinnerungen an die Schulzeit hervorrufen könnte und daher vermieden werden sollte. Eine Befragung an 80 Patienten in ambulanter Psychotherapie zeigte jedoch, dass nur 11.7 % der Befragten der Meinung waren, dass der Begriff Hausaufgabe in der Therapie un-

angebracht sei. Etwa zwei Drittel der Befragten stimmten dieser Aussage gar nicht zu (Mrose, 2003). Das zeigt, dass nur wenige Patienten tatsächlich Vorbehalte gegen den Begriff „Hausaufgabe" haben. Ist dies doch einmal der Fall, können andere Bezeichnungen verwendet werden, die sich teilweise auch in der Literatur wiederfinden lassen. Typische Beispiele für alternative Bezeichnungen finden sich in Kasten 2.

1.2 Warum überhaupt Hausaufgaben in der Psychotherapie? – Wirkmechanismen von Hausaufgaben

Therapie-Erfolg kann operationalisiert werden als die Fähigkeit des Patienten, in der Therapie erworbenes Wissen, Fertigkeiten oder Strategien auch im Alltag anzuwenden und zwar genau in den Situationen, die vorher problematisch waren. Es ist sicherlich als kritisch anzusehen, wenn ein Patient in der Interaktion mit seinem Therapeuten selbstsicher argumentieren kann, aber außerhalb des Therapieraums nach wie vor kaum ein Wort heraus bringt. Entsprechend stellt sich die Frage, wie Gelerntes in den Alltag transferiert, auf neue Situationen generalisiert und auch langfristig aufrechterhalten werden kann.

Die klinische Forschung hat bislang kaum Antworten auf diese Fragen. Aus lerntheoretischer Perspektive zeigen jedoch verschiedene Argumente die Bedeutsamkeit von therapeutischen Vereinbarungen zwischen den Therapiesitzungen sowie deren Wirkmechanismen auf. Geht man davon aus, dass insbesondere die Verhaltenstherapie auf das Neulernen bestimmter Verhaltens- oder Denkweisen zielt, also auf einen aktiven Lernprozess des Patienten, gilt zu berücksichtigen, dass neu erworbenes Wissen oder neue Fertigkeiten stabilisiert werden, wenn sie in unterschiedlichen Kontexten und Situationen eingesetzt werden. Darüber hinaus ist die Anzahl der Wiederholungen, in denen ein Verhalten erworben wird, bedeutsam für die zukünftige Stabilität dieses Verhaltens. Je häufiger ein Verhalten gezielt ausgeführt wurde, desto schneller steht es in der Zukunft zum Abruf bereit und wird auch automatisch öfter gezeigt. Dies ist ohne zusätzlich durch den Patienten allein durchgeführte Übungen in einer zeitlich begrenzten Therapie kaum bzw. gar nicht zu realisieren.

Beispiel:

Eine durch den Therapeuten angeleitete Expositionsübung bei einem Patienten mit Klaustrophobie wird – lege artis durchgeführt – in der Übungssituation dazu führen, dass der Patient einen Angstabfall erlebt; die Übung führt aber nicht dazu, dass dies auch in anderen Situationen automatisch der Fall ist. Erst durch das wiederholte Üben in verschiedenen Fahrstühlen und anderen engen Räumen und unter verschiedenen Bedingungen (z. B. mit und ohne Begleitung) wird eine generelle Reduktion der klaustrophoben Ängste erreicht.

Darüber hinaus gilt es zu beachten, dass zur Aufrechterhaltung eines Verhaltens langfristig wirksame intrinsische Verstärker nötig sind – in der Regel sind dies die positiven Effekte des angestrebten Verhaltens. Der Therapeut kann zwar durch positive Verstärkung, wie Lob oder Bestätigung einen Anreiz schaffen, ein neues Verhalten initial zu zeigen; er wird das Verhalten damit aber nur selten fest im Verhaltensrepertoire des Patienten etablieren können.

Beispiel:

Der Therapeut kann einen depressiven Patienten in der Therapiesitzung zur Einführung einer systematischen Verhaltensprotokollierung im Sinne der Erfolg-Vergnügen-Technik anleiten und darin bestärken, dass diese Verhaltensänderung zu einer Verbesserung der Stimmung beitragen kann. Die Stimmungsverbesserung wird sich jedoch nicht sofort einstellen, sondern erst dann, wenn der Patient die Technik in seinen Alltag integriert und kontinuierlich anwendet. Erst das Etablieren der neuen Verhaltensmöglichkeit außerhalb der Sitzungen führt zu den gewünschten Konsequenzen und zur

Stabilisierung des Verhaltens. Der Therapeut gibt also einen Anstoß, der nur durch die Übertragung in den Alltag langfristig verhaltenswirksam wird (für eine umfassende Darstellung lerntheoretischer Hintergründe siehe auch: Kazantzis & L'Abate, 2005).

Primakoff, Epstein und Covi (1986) weisen therapeutischen Hausaufgaben zwei grundsätzliche Wirkungen zu: Zum einen übt jede Aufgabe ihre spezifische Wirkung aus, die in der Aufgabenstellung selbst begründet ist, z. B. der Aufbau sozialer Fähigkeiten oder die Verbesserung der Wahrnehmung kognitiver Prozesse. Zum anderen haben Hausaufgaben aber auch allgemeine, unspezifische Wirkungen, die vom konkreten Inhalt der Aufgabe unabhängig sind und die den allgemeinen Wirkmechanismen von Psychotherapie (siehe Grawe, 1998) gegenüber gestellt werden können. Im Konkreten sind hierbei zu nennen:
– *Intentionsrealisierung:* Durch die Initiierung eigener Aktivitäten werden beim Patienten eine positive Selbstwirksamkeitserwartung und realistische Einschätzungen des therapeutischen Veränderungsprozesses aufgebaut. Die Bereitschaft zum Erledigen von Aufgaben außerhalb der Therapiesitzung kann dabei als Indikator der Veränderungsmotivation des Patienten gewertet werden, was dem Grundprinzip der Intentionsveränderung entspricht.
– *Prozessuale/Problemaktivierung:* Hausaufgaben stehen häufig in Zusammenhang mit problematischen Verhaltens- und Denkweisen. Aufgrund der dahinter stehenden therapeutischen Anleitung erlauben sie dem Patienten unter der Aktualisierung des Problems, korrektive Erfahrungen hinsichtlich dysfunktionaler Verhaltensweisen oder Überzeugungen zu sammeln.
– *Ressourcenaktivierung:* Schließlich unterstützen Hausaufgaben den allgemeinen Aktivitätsaufbau und das Erschließen neuer Verhaltensmöglichkeiten. Damit erweitert sich der Handlungsspielraum des Patienten. Einzelne Aufgaben zielen auch konkret auf die Aktivierung von Ressourcen, z. B. durch die Wiederaufnahme eines alten Hobbys oder die Einbeziehung von Angehörigen in den therapeutischen Prozess.

Aufgrund der Allgemeinheit dieser Wirkprinzipien wird deutlich, dass Hausaufgaben in allen Therapiephasen ein bedeutsamer Bestandteil von Psychotherapie sein sollten. Hausaufgaben sind weniger zu verstehen als eine Einzelintervention, die je nach Behandlungsplanung eingesetzt wird oder nicht, sondern vielmehr als wesentliche Basisvoraussetzung für die Initiierung und Stabilität jeglicher therapeutischer Veränderung. Bereits in frühen Therapiephasen lassen Hausaufgaben den Patienten erkennen, dass er nicht nur selbst für eine Veränderung verantwortlich ist, sondern auch, dass er tatsächlich selbst eine Veränderung bewirken kann.

1.3 Ziele von Hausaufgaben

Wie oben dargestellt, liegt therapeutischen Hausaufgaben der Gedanke zugrunde, dass eine Veränderung von grundlegenden Annahmen oder Verhaltensmustern erst durch Veränderungen konkreter Gedanken und konkreten Verhaltens im täglichen Leben ermöglicht werden kann. Hausaufgaben haben dabei entsprechend ihrer angenommenen Wirkmechanismen eine Reihe eher unspezifischer Funktionen, die langfristig wirken und einem konkreten Ziel übergeordnet sind (z. B. Selbsterkenntnis oder Eigeninitiative fördern). Darüber hinaus haben Hausaufgaben natürlich auch ein spezifisches und unmittelbares Ziel, das meist in engem Zusammenhang zum Sitzungsinhalt steht und konkrete Handlungen erfordert (z. B. das Erkennen von Zusammenhängen zwischen Situationen, Gedanken und Gefühlen beim Ausfüllen

eines ABC-Schemas). Tabelle 1 illustriert diesen Gedanken anhand konkreter Aufgabenbeispiele.

Dabei ist anzunehmen, dass auch die unspezifischen Wirkungen, wie die Steigerung des Selbstwirksamkeitserlebens, bedeutsam zum Therapie-Erfolg beitragen. Bei der Vergabe von Hausaufgaben sollte daher insbesondere darauf geachtet werden, dass entsprechende Erfahrungen für den Patienten möglich werden – so sollte eine Aufgabe prinzipiell durch den Patienten erfolgreich zu bewältigen sein und das Risiko des Scheiterns minimiert werden (vgl. auch Teil II des Buches). Dies ist insbesondere in den Anfangsphasen einer Psychotherapie entscheidend, wenn der Patient noch wenig Erfahrung mit den allgemeinen Prinzipien der Therapie hat und eventuell noch verunsichert bezüglich ihrer Wirksamkeit ist.

Vor diesem Hintergrund können Hausaufgaben auch hilfreich sein, um Therapiepausen, wie zum Beispiel durch Urlaub oder Krankheit, zu überbrücken. Durch die Hausaufgabe bleibt der Patient in Berührung mit therapeutischen Inhalten und der Wiedereinstieg in den therapeutischen Prozess ist entsprechend vereinfacht (Hare-Mustin & Tushup, 1977). Auch zu Therapieende, wenn die Zeiträume zwischen den einzelnen Sitzungen größer werden, sind Hausaufgaben noch ein wichtiges Mittel zur Stabilisierung und Aufrechterhaltung erreichter Veränderungen.

Tabelle 1:
Spezifische und unspezifische Ziele von Hausaufgaben

Beispielhausaufgabe	Spezifische Ziele	Unspezifische Ziele
Protokoll zur Häufigkeit oder Intensität bestimmter Problembereiche	– Informationssammlung über Denk- und Verhaltensweisen im Alltag (Diagnostik) – Selbstbeobachtung und Erkennen von Zusammenhängen fördern	– Therapieprozess vertiefen – Erweiterung des Handlungsspielraums durch neue Erfahrungen – Transfer und Generalisierung des Gelernten – Motivation und Steigerung der Selbstwirksamkeit – Selbstkontrolle und Selbstmanagement (Patient als Therapeut) – Zeit und Kosten in der Therapie sparen
Ausprobieren eines im Rollenspiel erprobten Verhaltens	– Festigung neu erlernter Denk- und Verhaltensweisen – Übertragung neuer Denk- und Verhaltensweisen in den Alltag	
Realitätsprüfung einer Annahme durch Umfrage unter Kollegen	– Ermöglichung neuer Erfahrungen oder Einsichten – Eigenständige Entwicklung neuer Strategien und Denkweisen	

1.4 Arten von Hausaufgaben

Bezüglich des Inhalts und der Form therapeutischer Hausaufgaben sind der Fantasie des Therapeuten (und des Patienten) praktisch keine Grenzen gesetzt. Es gab verschiedentlich Versuche, Hausaufgaben zu kategorisieren oder in Gruppen zusammenzufassen, um eine bessere Verständigung über verschiedene Aufgaben erreichen zu können. Aufgrund der Unbegrenztheit der Einzelaufgaben stellt dies jedoch ein anspruchsvolles Unterfangen dar. Zudem bleibt stets das Problem, dass eine Klassifikation oder Kategorisierung selten verwendeten Aufgaben nicht gerecht wird, so dass die Vielfalt der möglichen Aufgaben dabei untergeht. Trotzdem sollen im Folgenden ein Überblick über verschiedene Klassifikationen gegeben werden und die Möglichkeiten zur Aufgabengestaltung anhand verschiedener Beispiele illustriert werden.

Mahrer, Nordin und Miller (1995) beschreiben sechs Arten von Standardaufgaben, die jedoch wiederum unterschiedlich gestaltet werden können (vgl. Tabelle 2). Obwohl wichtige Aufgabenkategorien in dieser Taxonomie enthalten sind, gibt es jedoch eine Vielzahl von Aufgaben, die keiner dieser Kategorien zuordenbar sind.

Eine wichtige Gruppe von Aufgaben, die bei Mahrer und Kollegen nur indirekt mit erfasst wird, stellen die bibliotherapeutischen Hausaufgaben dar. Hierunter werden Methoden zusammengefasst, die aufgrund schriftlicher Manuale bzw. Tonband- oder Videoaufnahmen Anleitung zur Selbsthilfe bieten. Dabei werden solche Materialien zur Psychoedukation über Störung oder Behandlung häufig zu Beginn der Therapie eingesetzt; mittlerweile existieren für eine Vielzahl von Problemen aber auch Materialien, die direkt für den therapiebegleitenden Einsatz geschrieben wurden. Kasten 3 gibt weitere Informationen über bibliotherapeutische Interventionen.

Tabelle 2:
Standardhausaufgaben nach Mahrer et al. (1995)

Aufgabe	Beispiele für Gestaltungsmöglichkeiten dieser Aufgabe
Das Problemverhalten protokollieren	– Protokollbogen – Symptomtagebuch
Bewusst oder übertrieben eine problematische Verhaltensweise ausführen	– Grübelstunde einführen – Symptomverschreibung: Schlafentzug bei Schlafstörungen – „Shame Attack"-Übungen (z. B. im Bus laut die Zeit ansagen)
Eine Verhaltensweise ausführen, die direkt das Problemverhalten blockiert	– „Auszeit" bei Impulskontrollproblemen – Gedankenstopp – Entspannungstraining
Eine „normale" Verhaltensweise anstelle einer problematischen Verhaltensweise bzw. zur Reduktion einer problematischen Verhaltensweise ausführen	– Soziale Kompetenz: dem Partner eigene Wünsche mitteilen – Verhaltensvertrag: nur einmal für 1 Minute Hände waschen statt exzessivem Waschen
Dysfunktionale Gedanken durch angemessenere Gedanken ersetzen	– Sich über bestimmte Aspekte des Problems informieren (z. B. Wahrscheinlichkeit, sich mit AIDS anzustecken) – ABC-Schema ausfüllen – Karteikarten mit angemessenen Gedanken erstellen und mit nehmen
Sich selbst belohnen oder bestrafen	– Sich selbst etwas Gönnen nach Einhaltung einer Therapievereinbarung

Kasten 3:

Lesen bildet – Bibliotherapeutische Hausaufgaben

Bibliotherapie, also der Einsatz therapeutischer Materialien, wie Bücher, Tonbänder oder Videos zur Selbsthilfe oder zur Therapiebegleitung, kann mittlerweile als gut untersucht gelten. Wirksamkeitsstudien, unter anderem bei Essstörungen und selbstverletzendem Verhalten, konnten zeigen, dass ein kombiniertes Vorgehen aus Psychotherapie und Bibliotherapie der reinen Selbsthilfe und der konventionellen Behandlung überlegen war (Carter & Fairburn, 1998; Evans et al., 1999). Meta-Analysen belegten darüber hinaus, dass bei leichten Störungen Bibliotherapie sogar allein therapieähnliche Effekte haben kann (den Boer, Wiersma & van den Bosch, 2004; Gould & Clum, 1993). Dabei muss beachtet werden, dass solche Selbsthilfeansätze bei verschiedenen Problembereichen unterschiedlich gut geeignet sind. Die besten Effekte können bei Ängsten und Sozialen Kompetenzdefiziten erwartet werden. Bei Problemen im Zusammenhang mit Gewohnheiten und Süchten (Rauchen, Trinken, etc.) ist die ausschließliche Behandlung mit Selbsthilfematerialien weniger aussichtsreich.

Bibliotherapeutische Materialien können mit verschiedenen Zielstellungen in allen Therapiestadien und sogar schon vor der Therapie zur Schaffung angemessener Therapieerwartungen eingesetzt werden. In letzterem Falle sind Informationen zu Fragen wie „Was ist Verhaltenstherapie?" oder „Wie läuft eine Psychotherapie ab?" wichtige Orientierungshilfen für den Patienten. Nach Diagnosestellung können bibliotherapeutische Informationen zur Störung helfen, dem Patienten die Diagnose und Entstehungs- und aufrechterhaltende Bedingungen näher zu erläutern. Auch im weiteren Therapieverlauf können Selbsthilfematerialien den Veränderungsprozess unterstützen. Besonders bedeutsam wird Bibliotherapie auch innerhalb der Rückfallprophylaxe – hier können Selbsthilfematerialien eingesetzt werden, um noch nicht bewältigte Probleme anzugehen oder erreichte Veränderungen zu stabilisieren.

Empfehlungen für Selbsthilferatgeber und andere zu bibliotherapeutischen Zwecken geeignete Literatur für verschiedene Störungsbereiche sind im Anhang (vgl. Seite 193) abgedruckt.

Breil (2000) versuchte als Erste systematisch eine Taxonomie von Hausaufgabentypen zu erstellen, indem sie Therapeutenangaben über Aufgabenvereinbarungen faktorenanalytisch untersuchte. Ergebnis war eine hierarchische Klassifikation, die zwei Oberkategorien „kognitive Hausaufgaben" und „behaviorale Hausaufgaben" beinhaltet, welche wiederum in verschiedene Kategorien unterteilt sind. Tabelle 3 stellt die gesamte Systematisierung dar.

Tabelle 3:

Systematisierung von Hausaufgaben nach Breil (2000)

Typ	Kategorie	Unterkategorie
K – Kognitive Aufgaben	I. Aktuelles beobachten, aufschreiben, protokollieren	1. Aktuelles beobachten, aufschreiben, protokollieren
	II. Reflexion	2. Information 3. Beobachtung und Schreiben 4. Nachdenken, Überlegen 5. Restkategorie
B – Behaviorale Aufgaben	III. Konfrontation	6. Konfrontation
	IV. Andere Aktivitäten	7. Positive Aktivitäten 8. Sexualtherapeutische Aufgaben 9. Aufrechterhaltung bereits erarbeiteter Strategien 10. Annahmen prüfen 11. Restkategorie

Tabelle 4:
Kategorisierung von Hausaufgaben anhand des therapeutischen Prozesses

Therapiestadium	Aufgabenkategorie	Beispiel
I. Diagnostik	– Anamnese	– Fragebogen zur Lebensgeschichte
	– Therapieziele festlegen	– Veränderungsanalyse
	– Kognitiv-emotionale Aspekte	– Protokoll negativer/dysfunktionaler Gedanken
	– Behaviorale Aspekte	– Symptom- und Aktivitätstagebücher
II. Prozessbegleitend	– Evaluation Therapieprozess	– Stundenbögen
III. Therapieverlauf	– Psychoedukation/Bibliotherapie	– Informationen zum 4-Ebenen-Modell individueller Reaktionen
	– Behaviorale Veränderungen	– Übungsprotokolle
	– Kognitiv-emotionale Veränderungen	– Denkfehler hinterfragen
IV. Therapieende	– Wiederholung und Festigung der Therapieinhalte	– Werkzeugkoffer mit Strategien
	– Rückfallprophylaxe	– Zukünftige Ziele

Diese Systematisierung ist aufgrund ihrer klaren Struktur gut geeignet für die Darstellung und Einordnung verschiedener Hausaufgabentypen im Rahmen von Forschungsarbeiten. Da Breil jedoch vorwiegend therapeutische Vereinbarungen der mittleren Therapiephasen analysierte, fehlen Aufgaben für das Anfangs- und Endstadium von Psychotherapien. Vor allem zum Beginn der Therapie spielen Hausaufgaben, wie Problemtagebücher und Protokollbögen zur Diagnostik und Differenzialdiagnostik eine große Rolle. Gegen Therapieende sollten Hausaufgaben zur Konsolidierung des in der Therapie Gelernten sowie zur Rückfallprophylaxe eingesetzt werden. Wir schlagen daher aus pragmatischen Gründen eine um die Therapiestadien erweiterte Klassifikation von Hausaufgaben vor, an der sich auch die Materialiensammlung im dritten Teil des Buches orientiert (vgl. Tabelle 4).

Die hier vorgestellten drei Einteilungsmöglichkeiten von Hausaufgaben bieten einen groben Rahmen zur Einordnung von Hausaufgaben und zur Generierung allgemeiner Ideen, wann welcher Typ von Aufgabe zum Einsatz kommen könnte. Dabei soll jedoch noch einmal ausdrücklich betont werden, dass es über diese „Standardaufgaben" hinaus eine unendliche Vielzahl anderer Aufgaben geben könnte; nicht selten kommen Ideen für solche Aufgaben aus anderen Therapierichtungen oder gar anderen Tätigkeitsbereichen. So gibt es beispielsweise im englischsprachigen Raum originelle Sammlungen von Lieblingshausaufgaben namhafter Therapeuten (Hecker & Deacon, 1998; Rosenthal, 2001), die Hausaufgaben, wie die folgende enthalten:

Beispiel:

Arthur Freeman, ein bekannter amerikanischer Vertreter der kognitiven Therapie, beschreibt eine Hausaufgabe zur Modifikation dysfunktionaler Annahmen. Er erstellt zusammen mit dem Patienten eine Liste aller dysfunktionalen automatischen Gedanken und Annahmen zu einem bestimmten Problem oder Thema. Im Anschluss werden angemessene Antworten zur Entkräftung dieser Gedanken erarbeitet. Für die Hausaufgabe nimmt der Patient die dysfunktionalen Gedanken auf Tonband auf, wobei er sich selbst anspricht (z. B. „Du wirst das nie hinkriegen", „Du bist schon immer ein Versager gewesen") und zwischen den Äußerungen ca. 10 Sekunden Zeit lässt. Der Patient wird als Hausaufgabe aufgefordert, dieses Tonband z. B. im Auto auf dem Weg zur Arbeit zu hören und dabei die angemessenen Erwiderungen auf den dysfunktionalen Gedanken zu üben. Als Ergebnis wird der Patient angemessene Gedanken so eingeübt haben, dass er sie auch bei unerwartetem Auftreten der dysfunktionalen automatischen Gedanken abrufen kann (aus Rosenthal, 2001, S. 91 ff.).

Kasten 4:
Filme als therapeutische Hausaufgabe

„Film ab!"

In jüngster Zeit etabliert sich zunehmend die Idee, Filme als therapeutische Materialien zu nutzen (z.B. Schulenberg, 2003; Wedding, Boyd & Niemiec, 2005). Filme stellen eine sehr anschauliche und zugleich unterhaltsame Möglichkeit dar, Patienten oder deren Familienangehörige mit einer Störung, den damit verbundenen Einschränkungen, aber auch Bewältigungsmöglichkeiten vertraut zu machen. Auch wenn es darum geht, Patienten eine neue Perspektive auf ein Problem zu vermitteln oder neue Verhaltensmöglichkeiten oder Rollenvorbilder zu zeigen, können Filme eine wichtige Inspirationsquelle sein.

Werden Filme als Hausaufgabe „verschrieben", gilt es zu beachten, dass die Filme vorher auf ihre generelle und individuelle Eignung überprüft werden sollten. Wichtige allgemeine Auswahlkriterien beinhalten die Art der Problemdarstellung im Film sowie die Verständlichkeit der Problemdarstellung für Laien. Darüber hinaus sollte darauf geachtet werden, dass der Film keine individuellen oder religiösen Anschauungen verletzt. Eine Auswahl von Filmen zu verschiedenen Themenbereichen wird weiter unten vorgestellt. Eine umfangreiche Sammlung von therapeutisch nutzbaren Filmen findet sich auch unter www.cinematherapy.com.

Für einen gewinnbringenden Einsatz von Filmen ist es wichtig, eine systematische Auswertung des Gesehenen zu ermöglichen. Hier bietet sich an, mit dem Patienten gemeinsam einen Protokollbogen vorzubereiten, auf dem wesentliche Erkenntnisse und Eindrücke im Anschluss an den Film festgehalten werden können. Mögliche Fragen können dabei sein:
– Was war das Besondere an der Person/der Situation, in der sich die Person befand?
– Wieso hat die Person so gehandelt, wie im Film dargestellt?
– Finden Sie, das, was die Person getan hat, gut oder schlecht?
– Hätte es andere Handlungsmöglichkeiten gegeben?
– Wie hätten Sie sich gefühlt, wenn Sie an der Stelle der Person gewesen wären?
– Was hätten Sie getan?
– Sehen Sie Parallelen zwischen Ihrem Leben und dem Inhalt des Films?
– Was folgern Sie daraus für sich?

Natürlich sollte auch der Therapeut mit dem Film gut vertraut sein, um wichtige Details und Einzelheiten sowie die Angemessenheit der Schlussfolgerungen des Patienten diskutieren zu können. Eine kleine Auswahl an Filmen mit relevanten Inhalten findet sich im Folgenden.

Filme zur Psychoedukation

Film	Thema
Geboren am 4. Juli (1989)	Posttraumatische Belastungsstörung
Mr. Jones (1993)	Manisch-depressive Störung
Copykill (1995)	Panik/Agoraphobie
Leaving Las Vegas (1995)	Alkoholismus
Sweet and Lowdown (1999)	Narzisstische Persönlichkeitsstörung
Das weiße Rauschen (2001)	Schizophrenie
Iris (2001)	Alzheimer Demenz
House of Sand and Fog (2003)	Depression, Suizidalität
Aviator (2004)	Zwangsstörung (Howard Hughes)

Kasten 4 (Fortsetzung):
Filme als therapeutische Hausaufgabe

Filme für spezifische Problembereiche	
Film	*Thema*
Kramer gegen Kramer (1979)	Sympathie für Standpunkt anderer (Thema Scheidung)
Eine ganz normale Familie (1980)	Konflikte in der Familie, Umgang mit Depression, Suizid
Der Club der toten Dichter (1989)	Entdecken eigener Stärken, Nonkonformismus
Good Will Hunting (1997)	gesellschaftliche Anpassung vs. unangepasstes Verhalten
Die Braut, die sich nicht traut (1999)	Selbstfindung, Wahrnehmung eigener Bedürfnisse
Shine (1996)	Umgang mit Beeinträchtigungen
American Beauty (2000)	Sinnfindung
Frida (2002)	Akzeptanz und Überwindung von Lebenskrisen
The Weatherman (2006)	Neuorientierung und Akzeptanz eigener Grenzen

1.5 Können Hausaufgaben schaden? Eine Diskussion der Kontraindikationen des Hausaufgaben-Einsatzes

In den bisherigen Abschnitten wurde dargestellt, welch hohe Bedeutung Hausaufgaben konzeptuell zugesprochen wird. Vor allem in frühen Publikationen zum Thema Hausaufgaben wurde jedoch häufig darauf hingewiesen, dass Hausaufgaben nicht für alle Patienten geeignet seien. Shelton und Ackerman (1978) betonten beispielsweise, dass die Therapiemotivation des Patienten ausschlaggebend für den sinnvollen Einsatz von Hausaufgaben sei. Patienten, deren Anliegen eine therapeutische Beratung ist, seien demnach nur in seltenen Fällen bereit, Hausaufgaben zu erledigen. Einen ähnlichen Ansatz vertritt die lösungsorientierte Kurzzeittherapie, die verschiedene Typen von Patienten je nach ihrem Hilfsanliegen beschreibt und entsprechend den Einsatz von Hausaufgaben in unterschiedlichem Ausmaß empfiehlt. Primakoff, Epstein und Covi (1986) argumentierten ebenfalls in diesem Zusammenhang, dass Hausaufgaben bei Patienten, die selbstkritisch, ängstlich und hoffnungslos seien oder zu Schuldgefühlen neigten, negative Effekte haben könnten, weil sie diese Tendenzen verstärken.

Tatsächlich gibt es keine gesicherten empirischen Befunde zur Frage, ob Hausaufgaben auch schaden können. Ein Einzelfallbericht über mögliche negative Auswirkungen von Hausaufgaben wird in Kasten 5 (s. nächste Seite) beschrieben.

Obwohl durchaus angenommen werden kann, dass die vergebenen Hausaufgaben mit dem negativen Therapieverlauf zu tun haben, kann das hier dargestellte Fallbeispiel unserer Meinung nach nicht als Hinweis angesehen werden, dass Hausaufgaben einzelnen Patienten schaden: Vielmehr zeigen sich hier typische Probleme der Person, die sowohl im Umgang mit Hausaufgaben als auch in weiteren Lebensbereichen auftreten. Des Weiteren tragen Probleme bei der Einbettung der Aufgabe in die Therapie zum negativen Verlauf bei, z. B. die nicht hinreichende Auseinandersetzung mit den Gründen für die Nichterledigung der Aufgabe (für eine ausführliche Diskussion vgl. Kapitel 4.5). So hätte im Fallbeispiel eine Beschäftigung mit der Annahme der Patientin, dass die Aufgabe „alles nur schlimmer mache" nicht nur wichtige Hinweise auf relevante Konzepte der Patientin erbracht, sondern auch eine Neuformulierung der Aufgabe erlaubt, die der Patientin die Bewältigung der Aufgabe ermöglicht hätte.

Auch die oben dargestellten Einwände anderer Autoren (z. B. für ängstliche oder hoffnungslose Patienten) sind durchaus wichtige Informationen, die im Rahmen der Fallformulierung und auch bei der Formulierung von Hausaufgaben berücksich-

Kasten 5:
Können Hausaufgaben schaden?

Paul March, ein britischer Psychotherapeut, berichtete von Patienten, bei denen im Zusammenhang mit dem Einsatz von Hausaufgaben Probleme aufgetreten waren (March, 1997). Eine Fallvignette wird im Folgenden kurz dargestellt.

Frau A. war eine 31-jährige Frau, die aufgrund von Essanfällen in Behandlung kam. Zu diesem Zeitpunkt hatte sie bereits eine Gruppentherapie hinter sich, in der sie gelernt hatte, dass ihre Essanfälle Ausdruck ihrer Gefühle seien. Trotz dieses Wissens hatte sich jedoch ihr Essverhalten nicht verändert. Um die Zusammenhänge zwischen ihren Gefühlen, Gedanken und den Essanfällen näher verstehen zu können, stimmte Frau A. zunächst zu, ein Essprotokoll zu führen. Zur nächsten Sitzung kam Frau A. ohne das Protokoll. Sie berichtete, die Aufgabe habe ihr starke Probleme bereitet. Während der Diskussion dieser Probleme zeigte sich, dass Frau A. die Gedanken, die zu einem Essanfall führten, als stark selbstabwertend ansah, und dass sie das Aufschreiben als eine Form der Legitimation der Gedanken empfand. Sie äußerte die Befürchtung, dass die Hausaufgabe alles nur noch schlimmer machen würde. Die unerledigte Hausaufgabe blieb danach für mehrere Stunden im Raum stehen und gab der Patientin das Gefühl, die Therapieziele nicht erreicht zu haben. Nach der 10. Sitzung brach Frau A. die Behandlung mit der Begründung ab, dass Veränderung für sie unmöglich sei.

tigt werden müssen. Diese notwendigen Anpassungen sollten jedoch nicht als Kontraindikation gegen Hausaufgaben allgemein, sondern als üblicher Individualisierungsprozess aufgefasst werden. Insgesamt kann man also nicht von bestimmten Patienten sprechen, für die Hausaufgaben nicht geeignet sind, sondern eher von bestimmten Aufgaben, die für bestimmte Patienten in dieser Form nicht geeignet sind.

Entsprechend dieser Auffassung hat sich ein Wechsel in der Einstellung zum Indikationsbereich für therapeutische Hausaufgaben vollzogen. Mittlerweile sind auch in Beratungssettings Hausaufgaben wichtige und machtvolle Instrumente geworden – allein um den immer kürzer werden Behandlungszeiträumen Rechnung zu tragen (siehe z. B. Hay & Kinnier, 1998). In jüngster Zeit gibt es immer mehr Publikationen, die sich konkret mit dem Einsatz von Hausaufgaben bei Patienten beschäftigen, bei denen vormals Hausaufgaben als kontraindiziert angesehen worden. Konkrete Empfehlungen für Aufgabenvereinbarungen gibt es inzwischen unter anderem für Schizophrenie (Glaser, Kazantzis, Deane & Oades, 2000), Persönlichkeitsstörungen (Freeman & Rosenfield, 2002) und

Generalisierte Angststörungen (Leahy, 2002). Es lässt sich schlussfolgern, dass sich Hausaufgaben nicht nur in den verschiedensten Settings erfolgreich implementieren lassen, sondern auch bei allen Patientengruppen.

Es gibt jedoch Hinweise darauf, dass nicht alle Arten von Hausaufgaben die gleichen Effekte hervorbringen, und dass die Wirksamkeit von Aufgabenvereinbarungen auch zwischen einzelnen Problembereichen variiert. Kazantzis, Deane und Ronan (2000) zeigten beispielsweise, dass die Verwendung von Hausaufgaben bei Depressionen größere Effekte hervorbrachte als bei Angststörungen. Interessanterweise scheint es darüber hinaus wichtig zu sein, verschiedene Hausaufgaben zu vergeben. So wurden bei Angststörungen dann höhere Effektstärken für den Hausaufgabeneinsatz erreicht, wenn nicht allein Expositionshausaufgaben vergeben wurden, sondern verschiedene Vereinbarungen mit dem Patienten getroffen wurden. Insgesamt gibt es keine empirischen Belege für Kontraindikationen bei Hausaufgaben – es sollte jedoch Wert auf die Auswahl der passenden Hausaufgabe für den individuellen Patienten gelegt werden (vgl. dazu auch Teil II).

Kapitel 2

Der Einsatz von Hausaufgaben in der Psychotherapie – Empirische Befunde

In diesem Kapitel werden Ergebnisse empirischer Studien zu therapeutischen Hausaufgaben dargestellt. Dabei werden verschiedene Forschungsansätze berücksichtigt: Zunächst werden Befunde deskriptiver Befragungen zum Einsatz von Hausaufgaben beschrieben. Im Anschluss wird ein Überblick über die Forschung zu Effekten des Hausaufgabeneinsatzes von Seiten des Therapeuten sowie der Hausaufgabenerledigung durch den Patienten dargestellt. Der letzte Teil des Kapitels beschäftigt sich mit Forschungsergebnissen zum effektiven Einsatz von Hausaufgaben: Es werden häufig auftretende Probleme beschrieben sowie die theoretische Fundierung einzelner Empfehlungen zum Umgang mit Hausaufgaben.

Leser, die mehr an der praktischen Anwendung von Hausaufgaben interessiert sind, können dieses Kapitel überspringen und zu Teil II des Buches übergehen („Hausaufgaben effektiv einsetzen", S. 37 ff.).

2.1 Bedeutsamkeit von Hausaufgaben in Forschung und klinischer Praxis

Bereits Mitte der 80er Jahre erschien ein Grundlagenartikel, der darauf hinwies, dass klinische Studien zu Behandlungseffekten kognitiv-behavioraler Therapien häufig versäumten, den Einsatz von Hausaufgaben und die Hausaufgabenerledigung mit zu kontrollieren – und dass somit eine wichtige Varianzquelle zur Interpretierbarkeit von Unterschieden zwischen einzelnen Behandlungsverfahren unberücksichtigt bliebe (Primakoff, Epstein & Covi, 1986). Obwohl seit Anfang der 90er Jahre eine zunehmende Tendenz besteht, diese Variable in Interventionsstudien systematisch zu erfassen und kontrollieren, zeigen sich auch heute noch auf diesem Gebiet deutliche Versäumnisse. So gibt es bislang keine einheitliche Methodik, um Hausaufgabenerledigung zu erfassen, und viele der eingesetzten Verfahren können nur annäherungsweise Aufschluss über das tatsächliche Hausauf-

gabenverhalten der Patienten geben (vgl. auch Kasten 7, S. 27). Darüber hinaus werden diese Werte zwar erfasst, in den seltensten Fällen jedoch systematisch zur Varianzaufklärung heran gezogen. Vielleicht aufgrund dieser Defizite der Wirksamkeitsforschung entwickelte sich parallel ein Forschungszweig, der sich gezielt mit den Wirkungen des Einsatzes von Hausaufgaben und ihrer Erledigung beschäftigt (vgl. auch Kapitel 2.2 und 2.3). Dabei lag das Interesse zunächst vorwiegend auf verhaltenstherapeutischen Behandlungen, hat sich in jüngster Zeit aber auch auf andere Therapieorientierungen ausgeweitet. So widmete kürzlich das *Journal of Psychotherapy Integration* eine Ausgabe dem Einsatz von Hausaufgaben in verschiedenen Behandlungsrichtungen, wie der klientenzentrierten Therapie, der psychodynamischen Kurzzeittherapie und der integrativen Psychotherapie (Heft 16/2, 2006).

Die Bedeutsamkeit, die Hausaufgaben im therapeutischen Kontext beigemessen wird, zeigt sich auch, wenn man aktuelle Therapie-Manuale durchsieht – fast alle Manuale befürworten den Einsatz flankierender Hausaufgaben oder schlagen sogar konkrete Aufgabenvereinbarungen vor. In einem Überblick über 41 deutschsprachige, überwiegend verhaltenstherapeutische Therapiemanuale zur Einzel- oder Gruppentherapie verschiedener psychischer Probleme enthielten 39 Manuale Hinweise zur Anwendung von Hausaufgaben und 33 Arbeitsblätter für konkrete Aufgabenvereinbarungen (Sawade & Kazubke, 2005; Viernickel & Vietze, 2006). Der systematische Einsatz von Hausaufgaben nach jeder Sitzung wurde bei einzeltherapeutischen Manualen etwas häufiger empfohlen als bei gruppentherapeutischen; insgesamt kann jedoch davon ausgegangen werden, dass die systematische Anwendung von Hausaufgabenvereinbarungen ein integraler Bestandteil manualisierter verhaltenstherapeutischer Behandlungen ist.

Wie bereits dargestellt, haben Hausaufgaben theoretisch dann einen hohen Stellenwert, wenn das Behandlungsrational weniger einsichts- oder klärungsorientiert als vielmehr verhaltens- und veränderungsorientiert ist. Dies spiegelt sich zumindest teilweise in empirischen Ergebnissen zur Häufigkeit des Einsatzes von Hausaufgaben in der klinischen Praxis wider, wobei insgesamt auffällt, dass Hausaufgaben bislang nicht so häufig verwendet werden, wie die theoretischen Darstellungen dies vermuten lassen. Nach einer Studie von Kemmler, Borgart und Gärke (1992) setzten 44 % der befragten Psychotherapeuten verschiedener Orientierung Hausaufgaben bei den meisten oder allen ihren Patienten ein; 27 % gaben an, Hausaufgaben eher selten oder nur in Ausnahmefällen zu verwenden. Eine weitere Befragung zeigte, dass einzelne Therapeutengruppen Hausaufgaben unterschiedlich wahrnehmen und einsetzen, wobei Verhaltenstherapeuten Hausaufgaben im Allgemeinen wichtiger einschätzen als Therapeuten anderer Orientierungen (Borgart & Kemmler, 1991). Verhaltenstherapeuten gaben dementsprechend an, in Abhängigkeit vom Störungsbild in bis zu 91 % der Fälle immer Hausaufgaben einzusetzen – bei ihren einsichtsorientiert arbeitenden Kollegen schwankte die konsequente Anwendung von Hausaufgaben je nach Problem zwischen 9 % und 62 %.

Ähnliche Ergebnisse konnten auch im Vergleich verhaltenstherapeutisch und tiefenpsychologisch arbeitender Therapeuten gezeigt werden. Nur knapp 30 % der Tiefenpsychologen berichteten, Hausaufgaben bei der Hälfte ihrer Patienten oder häufiger einzusetzen (Fehm & Fehm-Wolfsdorf, 2001), für Verhaltenstherapeuten betrug dieser Wert über 90 %. Weiterhin zeigten sich deutliche Unterschiede in den Einstellungen zur Verwendung von Hausaufgaben: Während Verhaltenstherapeuten mehrheitlich die Entwicklung und Durchführung von Hausaufgaben als Prozess betrachteten, der mit dem Patienten gemeinsam entwickelt werden muss, sahen tiefenpsychologisch arbeitende Therapeuten dies eher als kreativen Prozess auf Seiten des Therapeuten, was sich in einer geringeren Vielfalt vergebener Aufgaben widerspiegelte (Fehm & Kazantzis, 2004). Dabei spielte die therapeutische Erfahrung keine Rolle für die Häufigkeit der Hausaufgabenverwendung (siehe auch Helbig & Fehm, 2004).

Die dargestellten Befunde zeigen, dass es trotz intensivierter Forschungsarbeit auf dem Gebiet kaum Veränderungen beim praktischen Einsatz von Hausaufgaben gegeben hat. Ob bereits ein Wechsel der Einstellungen zu diesem Thema statt gefunden hat, ist schwer abzuschätzen, da Fehm und Kazantzis (2004) die Ersten waren, die systematisch danach fragten.

Die hier für den deutschsprachigen Raum vorgestellten Daten lassen sich gut mit Befunden aus anderen Ländern vereinbaren. Umfragen unter neuseeländischen und nordamerikanischen Psychotherapeuten zeigten, dass Einstellungen zu Hausaufgaben und die Häufigkeit des Hausaufgabeneinsatzes mit deutschen Ergebnissen vergleichbar waren (Kazantzis & Deane, 1999; Kazantzis, Lampropoulos & Deane, 2005). Auch hier gaben Verhaltenstherapeuten häufiger Hausaufgaben auf als Therapeuten anderer Schulen, wobei die Unterschiede generell nicht so groß waren wie angenommen. Eine neuere Umfrage zeigte, dass auch 86 % der Therapeuten aus anderen Therapierichtungen, wie analytischen oder systemischen Ansätzen, Hausaufgaben einsetzen (Kazantzis, Busch, Ronan & Merrick, 2007). Die Autoren bemängelten dabei allerdings den wenig systematischen Einsatz von Hausaufgaben. Insgesamt ist davon auszugehen, dass der Einsatz von Hausaufgaben in der Psychotherapie nicht nur geringe nationale Unterschiede aufweist, sondern auch in verschiedenen Therapieorientierungen bemerkenswert verbreitet ist.

2.2 Führt der Einsatz von Hausaufgaben zu besseren Therapieergebnissen? Zusammenhang zwischen Hausaufgaben und Behandlungsergebnis

Obwohl Hausaufgaben und Therapievereinbarungen schon früh als fester Bestandteil der Verhaltenstherapie galten, gab es lange Zeit relativ wenig Forschung zur Frage, ob durch den Einsatz von Hausaufgaben tatsächlich ein positiveres Therapieergebnis erreicht werden kann bzw. wie Hausaufgaben auf den Therapieprozess und die Behandlungsresultate wirken. Gründe dafür liegen zum Teil in den aufwendigen Forschungsdesigns, die zur Untersuchung dieser Fragestellungen erforderlich sind, aber auch darin, dass Hausaufgaben und ihr effektiver Einsatz erst in den letzten Jahren zunehmend Aufmerksamkeit erhalten haben.

Erste einzelne Untersuchungen zum Zusammenhang zwischen dem Einsatz von Hausaufgaben und dem Therapieergebnis wurden in den 80er

Jahren durchgeführt, vor allem in Rahmen experimenteller Forschung zur Wirksamkeit einzelner Interventionen oder Behandlungskomponenten. Dabei waren die Ergebnisse jedoch keineswegs immer aussagekräftig und widersprachen sich häufig. Kazdin und Mascitelli (1982) fanden beispielsweise bei der Untersuchung eines Selbstsicherheitstrainings für Personen, die sich selbst als selbstunsicher einschätzten, dass eine zusätzliche Anwendung therapeutischer Aufgabenvereinbarungen zu größeren und stabileren Erfolgen führte als das Training allein. In Untersuchungen zu Selbstsicherheitstrainings in klinischen Gruppen, wie bei depressiven Personen und Personen mit Substanzmissbrauch, konnten dagegen keine zusätzlichen positiven Effekte von Verhaltensaufgaben nachgewiesen werden (Ingram & Salzberg, 1990; Kornblith, Rehm, O'Hara & Lamparski, 1983). Ähnlich heterogene Ergebnisse erzielten verschiedene Studien zu Hausaufgaben in der Biofeedbacktherapie bei Kopfschmerz (Blanchard et al., 1991a, b; Gauthier, Coté & French, 1994). Argumente für den Nutzen von Hausaufgaben konnten in den Studien von Neimeyer und Feixas (1990) und Al-Kubaisy et al. (1992) aufgezeigt werden, die jeweils den Effekt von zusätzlichen Therapievereinbarungen innerhalb von Therapieprogrammen für Depressionen bzw. bei phobischen Ängsten untersuchten. Eine neue Studie zu einem Gruppentherapieprogramm für Angststörungen und Depressionen fand, dass insbesondere

die Menge an *erledigten* Hausaufgaben signifikant das Therapieergebnis voraussagte (Rees, McEvoy & Nathan, 2005).

Wie sind diese inkonsistenten Befunde zur Wirksamkeit von Hausaufgaben zu erklären und zu bewerten? Bei der Interpretation der Ergebnisse müssen vor allem methodische Probleme berücksichtigt werden. Die meisten der vorgestellten Studien wurden an relativ kleinen Stichproben durchgeführt und verfügten daher zum Teil nicht über die nötige Teststärke, um mögliche Effekte von Hausaufgaben zu entdecken (Kazantzis, 2000). Auch die Maße zur Erfassung des Therapie-Erfolgs unterschieden sich insbesondere bei den frühen Studien sehr stark in ihrer Sensitivität und Standardisierung. Darüber hinaus kann spekuliert werden, ob Hausaufgaben vielleicht tatsächlich nur differenziell bei einzelnen Problembereichen wirken.

Um eine verlässliche und abschließende Bewertung der Wirksamkeit von Hausaufgaben in der Therapie zu ermöglichen, führten neuseeländische Forscher eine Meta-Analyse durch, die die damals vorliegenden Studien zusammenfasste und die langjährige Kontroverse zum Nutzen von Hausaufgaben beendete (Kazantzis, Deane & Ronan, 2000). In dieser Meta-Analyse konnte der positive Zusammenhang zwischen dem Einsatz von Hausaufgaben und Therapieergebnis nachgewie-

Kasten 6:
Die Meta-Analyse von Kazantzis, Deane und Ronan (2000)

Um die heterogenen und wenig aussagekräftigen Publikationen zur Wirksamkeit von Hausaufgaben zu integrieren und eine generelle Stellungnahme zu diesem Thema zu ermöglichen, sammelten Kazantzis, Deane und Ronan (2000) alle Studien mit experimentellem oder quasiexperimentellem Design zum Zusammenhang zwischen Hausaufgabeneinsatz und Outcome, die zwischen 1980 und 1998 erschienen waren. Insgesamt entsprachen 11 Studien den Einschlusskriterien, in denen insgesamt 175 Personen untersucht wurden. Die über diese Studien berechneten Effektstärkemaße zeigten einen mittleren positiven Zusammenhang von r = 0.36 zwischen dem Einsatz von Hausaufgaben und dem Therapieergebnis. Damit kann als belegt gelten, dass Hausaufgabenvergabe sich positiv auf das Therapiegesamtergebnis auswirkt.

Kazantzis und seine Kollegen konnten darüber hinaus feststellen, dass Hausaufgaben in Abhängigkeit vom Typ der Aufgabe und der Art des Problems unterschiedlich effektiv sind. So wirkten Hausaufgaben bei depressiven Patienten stärker auf das Therapieergebnis als bei Patienten mit Angststörungen. Besonders effektive Aufgaben waren Übungen zu sozialen Fertigkeiten und Informationsmaterialien auf Video. Personen, die verschiedene Arten von Hausaufgaben erhielten, erreichten bessere Therapieeffekte als Personen, die immer wieder dieselbe Hausaufgabe ausführen sollten. Insgesamt gingen die Effektstärken des Hausaufgabeneinsatzes nie über ein mittleres Niveau hinaus, was angesichts des komplexen Therapiegeschehens mit einer Vielzahl von Einflussfaktoren dennoch durchaus beachtenswert ist.

sen und eine mittlere Effektstärke für diesen Zusammenhang ermittelt werden. In Kasten 6 werden die wichtigsten Ergebnisse der Meta-Analyse vorgestellt.

2.3 Führt die Erledigung von Hausaufgaben zu besseren Therapieergebnissen? Zusammenhang zwischen Adhärenz und Behandlungserfolg

Intuitiv scheint es folgerichtig, dass Hausaufgaben den Therapie-Erfolg nur positiv beeinflussen können, wenn sie konsequent und wie vereinbart erledigt werden. Diese vereinbarungsgerechte Erledigung wird in Analogie zur Befolgung medizinischer Anordnungen häufig als „Compliance" bezeichnet. Da dieser Begriff jedoch wichtige psychotherapeutische Prinzipien wie die Eigenverantwortlichkeit des Patienten und Einvernehmlichkeit über die Anwendung einzelner Interventionen außer Acht lässt, wird neuerdings auch von Adhärenz (engl. „adherence") gesprochen. Im Folgenden wird dieser Begriff verwendet, der die einvernehmliche Einhaltung therapeutischer Vereinbarungen zwischen Therapeut und Patient bezeichnet.

Erstaunlicherweise ist der Zusammenhang zwischen Adhärenz bei Aufgabenvereinbarungen und dem therapeutischem Outcome keineswegs eindeutig belegt. Eine Reihe von Studien (z. B. Borgart & Kemmler, 1988; Ingram & Salzberg, 1990; Edelman & Chambless, 1993, 1995) fand keine Assoziation zwischen dem Ausmaß der vergabegerechten Erledigung der Hausaufgaben und dem Therapieergebnis. Borgart und Kemmler (1988) folgerten, dass nicht die Erledigung an sich, sondern der vom Patienten wahrgenommene subjektive Nutzen entscheidend für den therapeutischen Effekt von Hausaufgaben sei. Diese Folgerung erscheint jedoch etwas verfrüht, berücksichtigt man die große Bandbreite an Operationalisierungen, über die Adhärenz in den verschiedenen Studien erfasst wurde. Dabei unterscheiden sich nicht nur der Auflösungsgrad (Beurteilung jeder Aufgabe versus globales Gesamturteil über die gesamte Therapie), sondern auch die Urteilerquelle (Patient vs. Therapeut vs. unabhängiger Beobachter) sowie die Differenziertheit der Erfassung (dichotome Antwortformate vs. Ratingskalen, Einzelitems vs. Fragebögen) und die erfassten Aspekte des Konstrukts (Qualität vs. Quantität der Aufgabenerledigung). Aufgrund dieser Varianz der Erfassungsansätze bleiben die meisten Studien schlecht vergleichbar und negative Ergebnisse könnten ein Artefakt der Messmethodik sein. Kasten 7 beschreibt wichtige Probleme der Erfassung der Hausaufgabenerledigung.

Neuere Studien versuchten, durch eine größere Differenzierung des Konstrukts „Hausaufgaben-Adhärenz" zu eindeutigeren Aussagen über dessen Bedeutung für den Therapie-Erfolg zu kommen. Insgesamt lassen diese Befunde darauf schließen, dass die konsequente Erledigung der Aufgaben durch den Patienten ein Prädiktor des Therapie-Erfolgs ist (z. B. Bryant, Simons & Thase, 1999; Burns & Spangler, 2000; Coon & Thompson, 2003), wobei insbesondere die Adhärenz in frühen Therapiephasen eine wichtige Rolle für den Therapie-Erfolg zu spielen scheint (Startup & Edmunds, 1994; Addis & Jacobsen, 2000; De Araujo, Ito & Marks, 1996). Darüber hinaus zeigten einzelne Studien, dass eine Unterscheidung zwischen der Qualität der Aufgabenerledigung und deren Quantität sinnvoll sein könnte. Leider ist auch hier die Befundlage nicht eindeutig. So fanden Schmidt und Woolaway-Bickel (2000), dass die Qualität der Aufgabenerledigung, nicht jedoch die Quantität positiv mit dem Behandlungsergebnis zusammen hing. Im Gegensatz dazu stellten Rees und Kollegen (2005) vor allem die Menge der erledigten Hausaufgaben als entscheidend heraus. In einer weiteren Studie war die Qualität der Aufgabenerledigung sogar negativ mit dem Therapie-Outcome assoziiert (Woods, Chambless & Staketee, 2002). Einzelbefunde weisen zudem darauf hin, dass fehlende Adhärenz mit Hausaufgaben ein Prädiktor für einen Therapieabbruch sein könnte (Burns & Nolen-Hoeksema, 1991; 1992). Insgesamt gibt es hier noch zu wenig fundierte Forschungsergebnisse, um zu einer endgültigen Aussage zu kommen.

Für die allgemeine Beziehung zwischen der Adhärenz mit Aufgabenvereinbarungen und dem Therapieergebnis versuchte die Meta-Analyse von Kazantzis et al. (2000) die widersprüchlichen Befunde zu integrieren: Es wurde ein insgesamt positiver Zusammenhang von r = .22 für eine Gesamtstichprobe von immerhin 1.327 Patienten gefunden. Es lässt sich also insgesamt nachweisen, dass Patienten, die vergebene Hausaufgaben nicht wie vereinbart erledigen, in geringerem Maße von der Therapie profitieren. Interessanterweise fällt

Kasten 7:
Methoden zur Erfassung der Hausaufgabenerledigung – eine kritische Betrachtung

Obwohl die Bedeutung von Hausaufgaben und der Hausaufgaben-Adhärenz in klinischen Studien zunehmend berücksichtigt wird, werden methodische Aspekte der Erfassung der Adhärenz nach wie vor eher vernachlässigt. Kazantzis, Deane und Ronan (2004) zeigten in einem Review zu Erfassungsmethoden von Hausaufgaben-Adhärenz, dass in den von ihnen untersuchten 32 Studien fast $^3/_4$ nur eine Urteilerquelle (meist den Therapeuten) zur Einschätzung der Hausaufgabenerledigung heranzogen. Die meisten Studien benutzten dabei ein einzelnes Item, das global nach der Hausaufgabenerledigung fragte. Nur vier Studien nutzten dabei das gleiche Rating. Es scheint daher nicht verwunderlich, dass auch die so erhobenen Daten zur Adhärenz ausgesprochen heterogen sind.

Neben der schlecht vergleichbaren Befundlage stellt sich als zweites Problem die Frage nach der Validität dieser Angaben. So ist zum Beispiel die Verwendung einer einzelnen Urteilerquelle bei der Operationalisierung der Adhärenz kritisch zu beurteilen. Obwohl man erwarten würde, dass ein Therapeut nach Besprechung der Hausaufgabe mit dem Patienten angemessen über das Ausmaß der Aufgabenerledigung urteilen kann, gibt es auch hier Befunde, die nahe legen, dass sich Einschätzungen durch Therapeuten und Patienten selbst bei einfachen Sachverhalten wenig entsprechen. Breil und Kosfelder (2003) befragten Therapeuten und Patienten unmittelbar nach der Sitzung zu verschiedenen Aspekten der Hausaufgabenvergabe und fanden nur niedrige bis moderate Übereinstimmungen bei Fragen nach Schwierigkeit oder Verbindlichkeit der eben besprochenen Aufgabe. Selbst die Frage, ob eine Hausaufgabe überhaupt vereinbart wurde, führte nur zu mäßigen Korrelationen zwischen Patienten- und Therapeutenangaben – in späten Therapiephasen lag diese Korrelation teilweise sogar unter $r = .40$. Eigene, bislang unveröffentlichte Daten zeigen, dass auch für die Einschätzung der Aufgabenerledigung die Urteile zwischen Patient und Therapeut auseinanderklaffen (Schenk, 2006). Im Rahmen dieser Studie wurden die Therapeuten und Patienten gebeten, das Ausmaß der Erledigung der Aufgabe auf einer fünf-stufigen Skala von eins („sehr gut") bis fünf („mangelhaft") analog der Schulnoten anzugeben. Nur in zwei von fünfzehn Fällen vergaben Therapeut und Patient für dieselbe Aufgabe auch dieselbe Note, die Korrelation der beiden Urteilerquellen lag bei $r = .12$.

Entsprechend fanden auch Kazantzis und Kollegen in ihrer Meta-Analyse, dass die Effekte von Hausaufgaben durch die Urteilerquelle moderiert wurden, wobei hier Hausaufgaben dann einen geringeren Einfluss auf den Therapie-Erfolg hatten, wenn die Adhärenz durch unabhängige Beobachter eingeschätzt worden war. Auch die Verwendung eines globalen Ratings zur Einschätzung der Aufgabenerledigung scheint ungünstig zu sein. Schmidt und Woolaway-Bickel (2000) erhoben getrennte Maße für Quantität und Qualität der Hausaufgabenerledigung und wiesen als Erste nach, dass sich diese Aspekte bei individuellen Hausaufgaben durchaus unterscheiden können. Rees, McEvoy und Nathan (2005) konnten darüber hinaus zeigen, dass zwar sowohl Qualität als auch Quantität der Aufgabenerledigung einen Einfluss auf das Therapieergebnis hatten, dass der Effekt der Quantität jedoch höher ausfiel.

Diese Befunde zeigen, dass es durchaus Sinn macht, Adhärenz differenzierter zu erfassen als es bislang geschieht. Darüber hinaus offenbart sich hier eine weitere Schwäche der bisherigen Hausaufgabenforschung: Obwohl ein wesentliches Ziel von Hausaufgaben die Anleitung von Eigenaktivität und Eigeninitiative ist, wird bei der Erfassung der Hausaufgaben-Adhärenz allein auf die Erledigung spezifischer Vereinbarungen geachtet – was der Patient darüber hinaus oder vielleicht in Abwandlung der Originalaufgabe tut, wird in der Regel nicht erfasst. Somit fällt es auch schwer, den Gesamtnutzen von Hausaufgaben abzuschätzen, da Patienten unter Umständen deutlicher von etwas profitieren, das sie angeregt durch eine Aufgabe ausführen als von der Aufgabe selbst. Obwohl bislang noch keine befriedigende Lösung für diese Probleme existiert, gibt es erste Ansätze, diese Unzulänglichkeiten zu überwinden. Dazu zählen die Entwicklung eines differenzierten Fragebogens zur Erfassung verschiedener Aspekte von Hausaufgabenerledigung durch Kazantzis und Kollegen (eine deutsche Übersetzung dieses Bogens findet sich auch im Materialienteil dieses Buches) und zunehmende Versuche, therapiebezogene Patientenaktivitäten zum Mittelpunkt der Forschung zu machen.

der Zusammenhang zwischen Adhärenz und Therapieergebnis geringer aus als der Zusammenhang
zwischen dem Hausaufgabeneinsatz an sich und
dem Therapieergebnis. Das könnte ein Hinweis
darauf sein, dass tatsächlich unspezifische Wirkmechanismen einen Großteil der Hausaufgaben-
effekte ausmachen: Wenn die Hauptwirkung von
therapeutischen Aufgabenvereinbarungen auf Ressourcenaktivierung und Selbstwirksamkeitserwar-
tungen zurück gehen, ist es möglicherweise weniger wichtig, bestimmte Aufgaben wie vereinbart zu
erledigen, als vielmehr sich überhaupt zwischen
den Sitzungen mit Therapieinhalten zu beschäftigen. Eine abschließende Stellungnahme ist jedoch
aufgrund der methodischen Probleme schwierig.

2.4 Wie können Hausaufgaben möglichst effektiv genutzt werden? Empirische Ergebnisse zur Steigerung der Hausaufgaben-Adhärenz

2.4.1 Befunde zur Adhärenz bei Hausaufgabenvereinbarungen

Die Erledigung von Hausaufgaben stellt nicht nur
intuitiv eine Voraussetzung für einen Effekt von
Hausaufgaben auf das Therapieergebnis dar; dieser Zusammenhang konnte auch empirisch nachgewiesen werden (vgl. Kapitel 2.3). Damit kann

die Nichterledigung von Hausaufgaben als Ursa-
che für suboptimale Therapierergebnisse angesehen werden. Leider muss davon ausgegangen
werden, dass selbst in Therapiestudien fehlende
Adhärenz bei Hausaufgaben durchaus an der Tagesordnung ist. Tabelle 5 zeigt einen Überblick
über bisherige Forschungsergebnisse zum Ausmaß der Aufgabenerledigung in verschiedenen
Stichproben.

Tabelle 5 verdeutlicht die große Spannbreite an
Angaben, die häufig im Zusammenhang mit der
Art der Erfassung der Aufgabenerledigung stehen und eindeutige Aussagen zu diesem Thema
schwierig erscheinen lassen (vgl. auch Kasten 7).
Dabei weisen die Ergebnisse übereinstimmend
darauf hin, dass die komplette Nichterledigung
der Aufgabe tatsächlich eher selten ist – wobei
dies auch von der untersuchten Stichprobe abzu-
hängen scheint. An der Tagesordnung sind dagegen Veränderungen der Hausaufgabe in Umfang,
Schwierigkeit oder Inhalt.

Gründe für die nicht vereinbarungsgerechte Erledigung von Hausaufgaben liegen meist darin, dass
die Aufgabe als zu schwierig wahrgenommen wird
oder schwer zu organisieren ist (vgl. auch Abbildung 2). Viele dieser Probleme können unter
Berücksichtigung einiger Hinweise zum gewinnbringenden Einsatz von Hausaufgaben vermieden
werden – diese Strategien stehen im Vordergrund
des zweiten Teils des Buches.

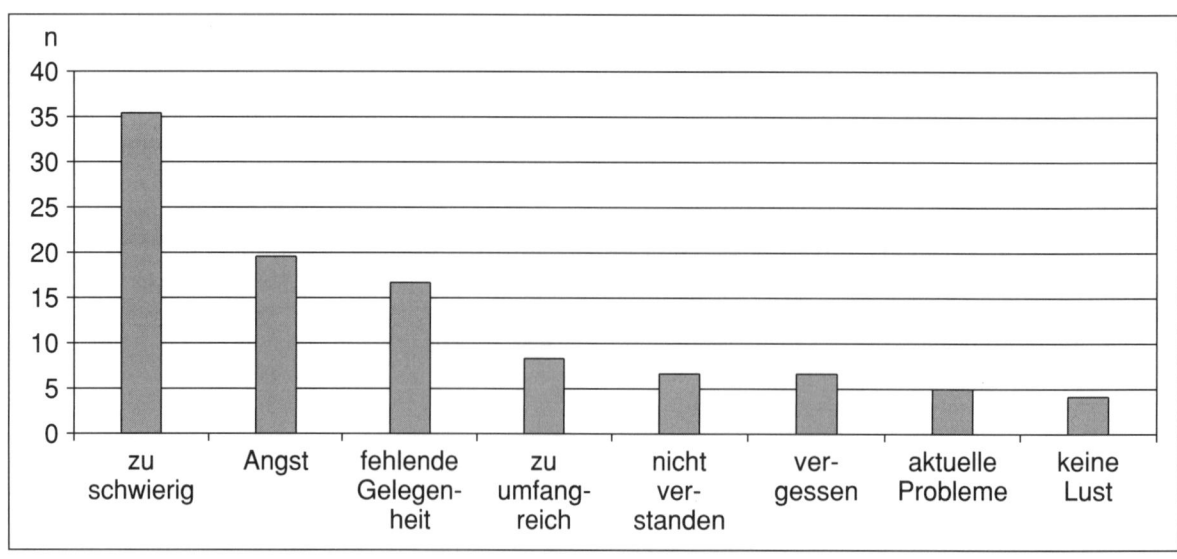

Abbildung 2:
Gründe für Probleme bei der Aufgabenerledigung (Angaben von 58 Patienten in ambulanter Behandlung, Mehr-
fachnennungen möglich; Helbig & Fehm, 2004; vgl. Kasten 8)

Tabelle 5:
Ausmaß der Hausaufgabenerledigung in verschiedenen Studien[1]

Studie	Stichprobe	Operationalisierung Adhärenz	Ausmaß Adhärenz
Burns & Nolen-Hoeksema, 1992	185 Patienten mit Depressionen	5-stufiges Rating zur Häufigkeit der Aufgabenerledigung durch Therapeuten und Patienten	Durchschnittliche Aufgabenerledigung: – Therapeutenrating: 3.47 – Patientenrating: 3.28
Startup & Edmonds, 1994	25 Patienten mit Depressionen	7-stufiges Therapeutenrating	Mittlere Adhärenz bei 4.59
Bryant, Simons & Thase, 1999	26 Patienten mit Depressionen	6-stufiges Therapeutenrating der Aufgabenerledigung	– Durchschnittliche Aufgabenerledigung bei 4.01; – In 10 % der Sitzungen keine Aufgabenerledigung, – Bei 51 % der Sitzungen volle Aufgabenerledigung
Burns & Spangler, 2000	122 Patienten mit Depressionen	Globales, retrospektives 5-stufiges Rating durch Therapeuten und Patienten	Durchschnittliche Aufgabenerledigung: – Therapeutenrating: 2.46 – Patientenrating: 2.30
Coon & Thompson, 2003	63 ältere Patienten mit Depressionen	Prozentuales Therapeutenrating zur HA-Erledigung nach jeder Sitzung	77.5 % erledigte Hausaufgaben
Gaynor, Lawrence & Nelson-Gray, 2006	10 Jugendliche mit Depressionen	Therapeutenurteil zur Vollständigkeit der Aufgabenerledigung pro Sitzung	56 % der Aufgaben erledigt
Al-Kubaisy et al., 1992	99 Patienten mit Agoraphobie, Sozialer Phobie oder Spezifischer Phobie	Prozentuale Therapeuteneinschätzung der Aufgabenerledigung anhand von Tagebüchern	Durchschnittlich 70 % der Aufgaben zumindest zu $3/4$ erledigt
Scott & Stradling, 1997 (Studie 1)	14 Patienten mit Posttraumatischer Belastungsstörung	Dauer der vereinbarten Exposition	– 7 % (n = 1) erfüllten Hausaufgabe wie vereinbart, – 29 % mit geringerer Aufgabenerledigung, – 64 % ohne HA-Erledigung
Scott & Stradling, 1997 (Studie 2)	37 Patienten mit Posttraumatischer Belastungsstörung	Häufigkeit/Dauer der Ausführung der vereinbarten HA	57 % der Patienten erfüllten Hausaufgabe
Schmidt & Woolaway-Bickel, 2000	48 Patienten mit Panikstörung	Prozentuales Therapeutenrating der HA-Vollständigkeit nach jeder Sitzung, 6-stufiges Rating der Qualität der Aufgabenerledigung	Hausaufgabenerledigung zwischen 55 bis 65 % pro Sitzung, mittlere Qualität der Erledigung, die tendenziell im Therapieverlauf anstieg

Tabelle 5 (Fortsetzung):
Ausmaß der Hausaufgabenerledigung in verschiedenen Studien[1]

Studie	Stichprobe	Operationalisierung Adhärenz	Ausmaß Adhärenz
Abramowitz et al., 2002	28 Patienten mit Zwangsstörung	7-stufiges Therapeutenrating	Mittlere Adhärenz – bei Expositionsaufgaben: 3.56 – bei Selbstbeobachtungs-aufgaben: 3.30
Woods, Chambless & Staketee, 2002	35 Patienten mit Panikstörung und 47 Patienten mit Zwangsstörung	Selbstbericht der Patienten für: Quantität: Anzahl erledigter Aufgaben und Zeitdauer für Aufgabenerledigung; Qualität: durchschnittliche Veränderung der SUDS[2]-Ratings	Durchschnittlich 55 % der Aufgaben erledigt; durchschnittlich 3 Stunden pro Tag mit Hausaufgaben verbracht (Expositions-aufgaben)
Woody & Adessky, 2002	53 Patienten mit Sozialer Phobie	6-stufiges Therapeutenrating	Mittlere Adhärenz bei 4.64, nahm im Therapieverlauf leicht ab
Sutton & Dixon, 1986	49 Eltern in einem Eltern-training	Selbsturteil der Eltern	Durchschnittlich 6 von 7 Aufgaben erledigt
Conoley et al., 1994	37 Klienten einer Beratungsstelle	Ja/nein Urteile durch unab-hängige Rater	65 % der Aufgaben wie ver-einbart oder abgewandelt ausgeführt
Helbig & Fehm, 2004	135 Patienten in ambulanter Behandlung	Index über 3 vierstufige Therapeutenratings für die Aspekte „Umfang", „Schwierigkeit" und „Inhalt"	– 13 % der Aufgaben nicht erledigt; – 61 % wie vereinbart erle-digt; – 26 % der Aufgaben modi-fiziert
Carroll, Nich & Ball, 2005	60 Patienten mit Kokainabhängig-keit	Dreistufiges wöchentliches Therapeutenrating	– 48 % versuchte oder volle Erledigung, – 24 % der Aufgaben voll-ständig erledigt

Anmerkungen: 1 Zur besseren Vergleichbarkeit sind die Studien nach Stichprobengruppen (depressive Störungen, Angststö-rungen, sonstige Stichproben) geordnet. Alle Daten stammen aus ambulanten Stichproben.
  2 SUDS: „Subjective Unit of Distress" – Rating für Angst oder Unbehagen, i. d. R. auf einer Skala von 0 bis 100

Kasten 8:
Probleme bei der Vereinbarung sagen Nichterledigung der Aufgabe voraus

In einer Untersuchung zur Hausaufgabenerledigung ihrer Patienten berichteten die befragten Therapeuten bei über der Hälfte der 149 beschriebenen Hausaufgabenvereinbarungen Probleme (Helbig & Fehm, 2004). Am häufigsten äußerten Patienten dabei Zweifel an ihren Fähigkeiten, die Aufgabe zu lösen (57 %). Darüber hinaus wurden Aufgaben häufig als zu schwierig bzw. zu umfangreich bezeichnet. Nur 6 % der Patienten äußerten dabei einen generellen Unwillen gegen die Aufgabenerledigung.

Von den Patienten, die sich kritisch bei der Aufgabenvereinbarung geäußert hatten, erfüllten nur ein Viertel der Patienten die Aufgabe so, wie es mit dem Therapeuten abgesprochen war. Im Gegensatz dazu lag die Erledigungsquote bei den „problemfreien" Vereinbarungen doppelt so hoch, nämlich bei 54 %.

Obwohl die nicht vereinbarungsgerechte Erledigung von Hausaufgaben sicher als Hauptproblem beim Einsatz von Hausaufgaben anzusehen ist, lohnt es sich auch, auf Probleme bei der Vereinbarung von Hausaufgaben zu achten, da solche Probleme häufig weitere Schwierigkeiten nach sich ziehen (vgl. Kasten 8).

2.4.2 Adhärenz steigern: Eine theoretische Konzeption zur Hausaufgaben-Adhärenz

Da Probleme beim Einsatz von Hausaufgaben und fehlende Adhärenz ein häufiges Phänomen in der psychotherapeutischen Praxis darstellen, entwickelten sich vielfältige theoretische Überlegungen,

wie die Erledigung von Hausaufgaben gefördert werden könnte. Um die tatsächliche Effektivität solcher Empfehlungen auch wissenschaftlich erfassen zu können, hat sich das Modell von Detweiler und Whisman (1999) als hilfreich erwiesen, das verschiedene Varianzquellen auf die Einhaltung von Aufgabenvereinbarung systematisiert (vgl. Abbildung 3). Als wesentliche Eckpunkte enthält es Merkmale des Patienten, des Therapeuten sowie der Aufgabe, wobei die Beziehungen zwischen diesen drei Variablenkomplexen ebenfalls berücksichtigt werden.

Mittlerweile existieren zahlreiche Empfehlungen zum effektiven Einsatz von Hausaufgaben in der Literatur, die häufig auf der praktischen Erfahrung und persönlichen Überzeugungen des

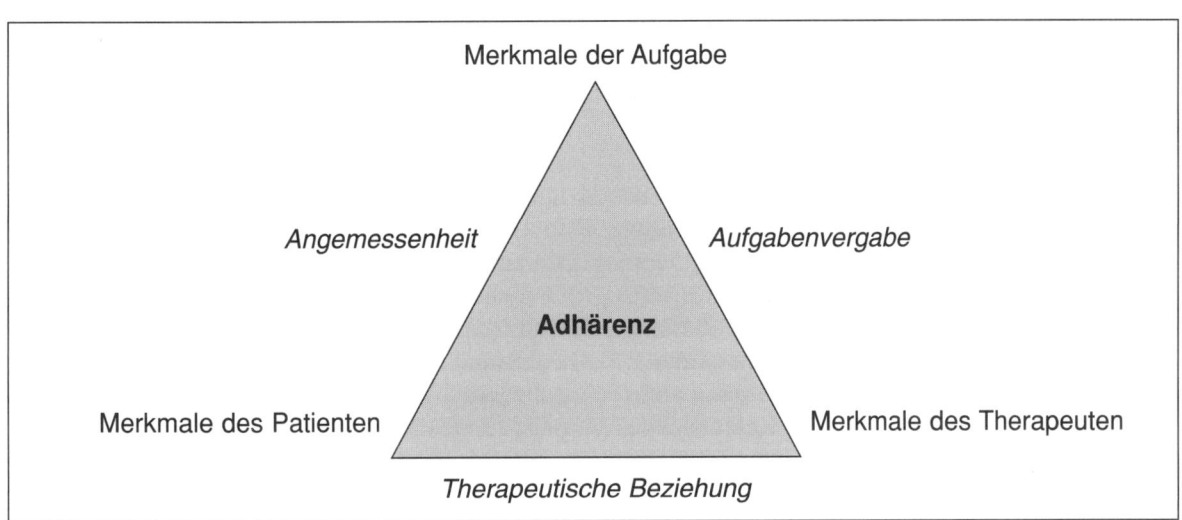

Abbildung 3:
Heuristisches Modell der Hausaufgaben-Adhärenz nach Detweiler und Whisman (1999)

Autors beruhen (z. B. Broder, 2000; Leucht & Tan, 1996; Openshaw, 1998; Tompkins, 2002). Trotz der häufig augenscheinlichen Plausibilität dieser Vorschläge kann es nicht als erwiesen gelten, dass diese tatsächlich Vorteile gegenüber einem beliebigen anderen Vorgehen haben, wenn es um die Optimierung der Aufgabenerledigung geht: Nicht alle dieser Faktoren konnten empirisch als tatsächlich relevant bestätigt werden bzw. sind bei weitem nicht alle Variablen und Empfehlungen untersucht worden (Helbig & Fehm, 2005). Der folgende Abschnitt daher einen Überblick über die empirische Befundlage zu Korrelaten der Aufgabenerledigung. Eine Zusammenfassung dazu findet sich in Kasten 9.

2.4.3 Korrelate der Aufgabenerledigung

Merkmale des Patienten, des Therapeuten und der Aufgabe

Verschiedene Untersuchungen beschäftigten sich bislang mit der Frage, ob bestimmte *Patientenmerkmale*, wie die Schwere der Erkrankung, Therapieerwartungen, Alter oder Geschlecht einen Einfluss auf die Hausaufgabenerledigung haben. Dabei blieben die meisten Untersuchungen jedoch ergebnislos: Bryant, Simons und Thase (1999) sowie Woods, Chambless und Steketee (2002) konnten keinen Einfluss soziodemografischer Variablen auf die Hausaufgaben-Adhärenz nachweisen. Edelman und Chambless (1993) zeigten bei Patienten mit Agoraphobie, dass eine geringer ausgeprägte Symptomatik mit einer höheren Wahrscheinlichkeit der Aufgabenerledigung einher ging. Im Gegensatz dazu fanden Leung und Heimberg (1996) in einer Studie mit Sozialphobikern keine Assoziationen zwischen der Erkrankungsschwere und dem Ausmaß der Aufgabenerledigung – weder bei Behandlungsbeginn noch am Ende der Therapie (siehe auch Woods et al., 2002). Auch Edelman und Chambless (1995) konnten bei Sozialphobikern keinen Zusammenhang zwischen Störungsschwere und Aufgabenerledigung nachweisen, wobei sich in ihrer Untersuchung Patienten mit abhängigen Tendenzen mehr bei Hausaufgaben engagierten als weniger abhängige Patienten. Ob insgesamt störungsspezifische Unterschiede bei der Erledigung von Hausaufgaben vorliegen, kann daher derzeit nicht abschließend ausgesagt werden.

Auch die vorausgehende Nutzung von aktiven Coping-Strategien im Umgang mit Problemen sowie Therapieerwartungen zeigten keinerlei Verbindungen zur Hausaufgaben-Adhärenz (Burns & Nolen-Hoeksema, 1991; Edelman & Chambless, 1993). Die Zufriedenheit mit der Therapie scheint ebenfalls nicht mit der Aufgabenerledigung verbunden zu sein (Nelson & Borcovec, 1989). Sutton und Dixon (1986) stellten jedoch im Rahmen eines Elterntrainings fest, dass Eltern, die mehr Veränderungsdruck wahrnahmen, auch mehr Hausaufgaben erledigten. Insgesamt sind aufgrund der heterogenen Befundlage Vorhersagen über den Umgang einzelner Patienten mit Hausaufgabenvereinbarungen schwierig zu treffen.

Ähnliches gilt auch für *Therapeutenmerkmale*: Worthington (1986) fand für den Beratungskontext keinerlei Einfluss therapeutischer Fertigkeiten, wie der Fallkonzeption oder Fähigkeiten im Aufbau der therapeutischen Beziehung auf die Hausaufgaben-Adhärenz. Auch in der Studie von Burns und Nolen-Hoeksema (1991) zeigte sich allenfalls eine marginale Korrelation zwischen Beurteilungen der Emphathie des Therapeuten und der Aufgabenerledigung. Eine Studie zeigte, dass schlechtere Aufgabenerledigung bei männlichen Therapeuten häufiger auftrat als bei weiblichen (Helbig & Fehm, 2004), Alter oder Berufserfahrung des Therapeuten waren in dieser Studie hingegen nicht mit der Hausaufgaben-Adhärenz assoziiert.

Betrachtet man *Merkmale der Aufgabe*, wurden bislang nur Empfehlungen zur Schwierigkeit der Aufgabe untersucht. Dabei wurde meist von der Annahme ausgegangen, dass Hausaufgaben nicht zu schwierig sein sollten. Dies ist theoretisch gut begründbar, da der Patient damit in den meisten Fällen eine Bewältigungserfahrung machen dürfte. Empirisch wird dies zumindest von einer Studie gestützt, die nachwies, dass Klienten einer Beratungsstelle Aufgabenvereinbarungen häufiger ausführten, wenn die Aufgaben leichter und weniger zeitaufwendig waren (Conoley, Padula, Payton & Daniels, 1994). Im Gegensatz dazu konnte in der Untersuchung von Helbig und Fehm (2004) kein Zusammenhang zwischen dem Ausmaß der Aufgabenerledigung und der Schwierigkeit der Aufgabe festgestellt werden. Hierbei ist jedoch zu beachten, dass diese Unterschiede durch Urteilsfehler entstanden sein könnten, da in den genannten Untersuchungen verschiedene Informationsquellen (unabhängige Beobachter vs. Therapeuten) genutzt wurden. Die fehlende Übereinstimmung dieser Quellen wird durch Befunde von Breil und Kollegen (2003) gestützt, die fanden, dass Patienten und Therapeuten die Merkmale einer Aufgabe unterschiedlich beurteilen.

Im Hinblick auf die Aufgabenschwierigkeit findet sich in der Literatur auch die Empfehlung, mit leichten Aufgaben zu beginnen und die Schwierigkeit im Verlauf der Therapie zu steigern. Dies muss jedoch kritisch hinterfragt werden. Woody und Adessky (2002) untersuchten Hausaufgaben-Adhärenz im Verlauf einer Gruppentherapie für Soziale Phobie, in der die Therapeuten angehalten waren, die jeweilige Hausaufgabenschwierigkeit dem Fortschreiten der Therapie anzupassen. Sie fanden im Zeitverlauf ein stetiges Nachlassen der Aufgabenerledigung, was sie auf eine Überforderung der Patienten in späteren Therapiephasen zurückführten. Dies ist insbesondere bedenklich, da andere Studien allgemein eine Zunahme, zumindest von einzelnen Aspekten der Aufgabenerledigung im unterschiedlichen Therapiestadien feststellen konnten (Helbig & Fehm, 2004; Schmidt & Woolaway Bickel, 2000). Diese wachsende Bereitschaft des Patienten, Hausaufgaben zu erledigen, sollte nicht durch eine Überforderung mit zu schwierigen Aufgaben zunichte gemacht werden.

Es gibt darüber hinaus Hinweise, dass die Wahrscheinlichkeit, dass eine Aufgabe wie vereinbart erledigt wird, abnimmt, je mehr Zeit für die Erledigung der Aufgabe zur Verfügung gestellt wird (Helbig & Fehm, 2004). Dieser korrelative Befund bedarf jedoch weiterer Überprüfung.

Aufgabenvergabe

Die Untersuchung des Therapeutenverhaltens bei Vergabe der Hausaufgabe brachte zur Aufklärung von Varianz bei der Aufgaben-Adhärenz bislang mehrere interessante Befunde hervor. Studien, die sich speziell mit Aspekten der Aufgabenvergabe beschäftigten, konnten zeigen, dass die Adhärenz mit therapeutischen Vereinbarungen höher war, wenn bei der Vergabe mit dem Patienten über dessen Bereitschaft, die Aufgabe auszuführen, diskutiert worden war, die Aufgabe möglichst spezifisch formuliert wurde und vorangegangene Aufgabenvereinbarungen mit dem Patienten nachbesprochen worden waren (Bryant et al., 1999; Mahrer,

Gagnon, Fiarweather, Boulet & Herring, 1994). Besonders herauszustellen ist dabei der Befund, dass eine schriftliche Notiz über die Aufgabe deren Erledigung begünstigte (Cox, Tisdelle & Culbert, 1988; Helbig & Fehm, 2004) – dies ist einer der wenigen Befunde, für die konsistent in mehreren Studien ein positiver Zusammenhang mit der Aufgabenerledigung nachgewiesen werden konnte. Mögliche Ursachen für diesen Effekt können in einer erhöhten mentalen Präsenz der Aufgabe vermutet werden. Einerseits ist das Material Erinnerungshilfe an sich und bietet andererseits Anhaltspunkte für die Aufgabenerledigung. Damit kann zwei wesentlichen Gründen für die Nichterledigung von Hausaufgaben vorgebeugt werden. Leider wird dieser Aspekt der Hausaufgabenvergabe häufig noch vernachlässigt. In einer Umfrage unter 333 therapeutisch Tätigen zum Einsatz von Hausaufgaben zeigte sich, dass schriftliche Notizen zur Aufgabe für den Patienten zu den am seltensten praktizierten Vergabetechniken gehörten (Kazantzis, Busch, Ronan & Merrick, 2007).

Die gemeinsame Erarbeitung der Aufgabe (Helbig & Fehm, 2004) sowie die Herstellung eines Bezugs zum Stundeninhalt (Bryant et al., 1999) führten dagegen nicht zu besseren Erledigungsraten; ebenso wenig die Vorwegnahme von Problemen bei der Aufgabenerledigung (Startup & Edmonds, 1994). Es gibt jedoch neuere Hinweise darauf, dass die Beteiligung des Patienten an der Aufgabenstellung und die Festlegung konkreter Ziele – und damit auch die Einordnung der Aufgabe in den Therapiekontext – langfristig zu einem besseren Therapieergebnis beitragen können (Detweiler-Bedell & Whisman, 2005).

Angemessenheit der Aufgabe und therapeutische Beziehung

Zur Angemessenheit von Aufgaben und zur therapeutischen Beziehung gibt es bislang nur wenige Erkenntnisse. Conoley et al. (1994) konnten mithilfe der Beurteilung von Therapiesequenzen durch unabhängige Beurteiler einen Zusammenhang zwischen der Wahrscheinlichkeit der Hausaufgabenerledigung und dem Ausmaß, in dem diese auf die Fähigkeiten des Patienten zugeschnitten waren, nachweisen. Das Einbeziehen von Stärken des Patienten bei der Aufgabenformulierung scheint damit ein wichtiges Mittel zur Sicherung der Adhärenz zu sein.

Weitere Korrelate der Hausaufgaben-Adhärenz

Einen wichtigen Aspekt der Aufgaben-Adhärenz, den das Modell von Detweiler und Whisman nicht direkt abbildet, stellt die Nachbesprechung von Hausaufgaben dar. Dies ist nicht nur unmittelbar plausibel, sondern konnte auch empirisch mit einer besseren Aufgabenerledigung in Verbindung gebracht werden: Bryant und Kollegen (1999) konnten in ihrer Studie mit depressiven Patienten zeigen, dass die Kontrolle von Hausaufgaben die Erledigung der Aufgaben für die unmittelbar darauf folgende Stunde erhöhte. Eine experimentelle Studie, die direkt drei Bedingungen zur Hausaufgabenkontrolle verglich (keine Kontrolle, geringe Kontrolle vs. ausführliche Nachbesprechung) konnte allerdings keine Unterschiede zwischen den Gruppen bezüglich der Hausaufgaben-Adhärenz finden (Martin & Worthington, 1985). Eine mögliche Erklärung für dieses Ergebnis sind die Unterschiede in den untersuchten Gruppen. Während Bryant und Kollegen Patienten untersuchten, waren es bei Martin und Worthington gesunde Probandinnen, die unter Umständen besser zum Selbstmanagement in der Lage waren und daher keine zusätzliche Kontrolle von außen brauchten. Diese Selbstmanagementfähigkeiten können bei Patienten jedoch nicht unbedingt vorausgesetzt werden, insbesondere wenn es um das jeweilige Problemverhalten geht. Die Wahrscheinlichkeit, an der Aufgabe zu scheitern oder sie aus Angst nicht zu beginnen, scheint uns bei Patienten erhöht. Auch im Sinne der Wertschätzung und Förderung der Eigenarbeit des Patienten scheint eine Nachbesprechung trotz der heterogenen Befunde sinnvoll.

Kasten 9:

Empirisch belegte Korrelate der Aufgaben-Adhärenz

Obwohl es in den letzten Jahren wiederholt Bemühungen gegeben hat, Strategien zu identifizieren, die zu einer höheren Hausaufgaben-Adhärenz führen, können bislang nur wenige Hinweise und Empfehlungen als tatsächlich empirisch belegt gelten. Dazu zählen:
- der Einsatz leichter, wenig zeitaufwendiger Aufgaben;
- der Einsatz von Aufgaben, die auf vorhandenen Stärken und Ressourcen des Patienten aufbauen;
- das Herstellen eines Zusammenhangs zu langfristigen Therapiezielen;
- der Einsatz schriftlicher Materialien, wie Notizen, Protokollbögen oder Arbeitsbücher, sowie
- die Nachbesprechung aller Aufgabenvereinbarungen in der darauf folgenden Stunde.

Auch wenn die hier zusammengefassten Befunde nur sehr wenige Empfehlungen auch empirisch als hilfreich im Umgang mit Hausaufgaben bestätigen, kann und soll das nicht heißen, dass andere Hinweise nicht auch sinnvoll sein können. Es gilt zu bedenken, dass viele der in der Literatur zu findenden Empfehlungen noch gar nicht oder nicht ausreichend untersucht worden bzw. dass nicht signifikante Ergebnisse auch auf bereits dargestellte methodische Probleme, wie zu geringe Stichprobenumfänge zurückführbar sein könnten. Der Großteil der Empfehlungen geht auf eine langjährige therapeutische Erfahrung im Umgang mit Hausaufgaben und dabei auftretenden Problemen zurück und kann schon aus diesem Grund nicht als abwegig von der Hand gewiesen werden.

Zusammenfassung von Teil I:

Theoretische Fundierung des Einsatzes von Hausaufgaben in der Psychotherapie

Therapeutische Hausaufgaben sind Vereinbarungen über Aktivitäten des Patienten zwischen einzelnen Sitzungen. Obwohl sie seit langem ein fester Bestandteil kognitiv-verhaltenstherapeutischer Behandlungen sind, haben Einsatz und Effekte therapeutischer Hausaufgaben erst in den letzten Jahrzehnten zunehmend Aufmerksamkeit durch die Psychotherapieforschung erhalten. Dabei ist die momentane Befundlage zum optimalen Einsatz von Aufgabenvereinbarungen jedoch lückenhaft. Als sicher kann gelten, dass Hausaufgaben insgesamt die Wirksamkeit von Psychotherapie erhöhen – es ist jedoch wenig bekannt, unter welchen Bedingungen und für welche Störungs- und Problemgruppen Hausaufgaben besonders gewinnbringend sind. Ein besonderer Schwerpunkt der Hausaufgabenforschung ist die Aufgabenerledigung, häufig als Compliance oder Adhärenz bezeichnet, da die Erledigung der Aufgabe augenscheinlich plausibel eine Grundvoraussetzung für ihre Wirksamkeit darstellt. Leider werfen die bisherigen entsprechenden Studien insgesamt mehr Fragen auf, als sie beantworten können. So zeigen sich meist nur geringe Zusammenhänge zwischen dem Ausmaß der Aufgabenerledigung und dem Therapie-Erfolg, was teilweise auf methodische Probleme der Hausaufgaben-Forschung zurückgeführt werden kann. Auch im Hinblick auf Korrelate und Prädiktoren der Hausaufgaben-Adhärenz lassen sich bislang nur wenige Strategien als tatsächlich Adhärenz-förderlich belegen. Dazu zählt insbesondere die Vergabe schriftlicher Materialien oder Protokolle, in denen Aufgabe und Aufgabenerledigung dokumentiert werden können. Insgesamt kann man davon ausgehen, dass Hausaufgaben eine empirisch als wirksam bestätigte Intervention darstellen, wobei die Fragen, wie genau Hausaufgaben wirken und wie diese Wirksamkeit gezielt gesteigert werden kann, noch weitgehend offen sind.

TEIL II:
Hausaufgaben effektiv einsetzen –
Empfehlungen für die Praxis

Kapitel 3

Hausaufgaben im therapeutischen Prozess

Therapeutische Hausaufgaben stellen ein wichtiges, wenn nicht sogar das wichtigste Bindeglied zwischen dem Geschehen in den einzelnen Therapiesitzungen und der Alltagswelt des Patienten dar. Im Folgenden wollen wir Hinweise geben, wie diese Intervention möglichst effektiv in Ablauf und Struktur der Therapie eingebettet werden kann, wobei zunächst auf hilfreiche Grundeinstellungen beim Therapeuten als Voraussetzung für den effektiven Einsatz von Hausaufgaben eingegangen wird.

3.1 Die eigene Einstellung zu Hausaufgaben in der Therapie klären

Unabhängig vom konkreten Vorgehen beim Einsatz von psychotherapeutischen Hausaufgaben ist es unserer Erfahrung nach hilfreich, die eigene Einstellung zu Hausaufgaben für sich zu klären. Dies erleichtert den Umgang mit Hausaufgaben in der Therapie und den dabei häufig auftretenden Problemen. Nehmen Sie sich dafür ein paar Minuten Zeit und beantworten Sie für sich folgende Fragen:
– Wie kommen in der Psychotherapie Änderungen zustande und wie werden sie aufrechterhalten?
– Wer ist dafür verantwortlich, dass sich etwas ändert?

– Wie kommen die Therapieinhalte aus der Stunde in den Alltag des Patienten?
– Welchen Anteil haben Hausaufgaben am Therapie-Erfolg?
– Welchen Anteil haben Hausaufgaben daran, dass es dem Patienten auch langfristig gut bzw. besser geht?
– Für wen und wofür macht der Patient die Hausaufgaben?

Meist wird in den Antworten deutlich, dass Hausaufgaben für den Therapie- und Veränderungsprozess wichtig sind und dass sie eine hohe Bedeutung vor allem für die langfristige Stabilisierung, für eine hohe Selbstwirksamkeitserfahrung der Patienten sowie für den Transfer zwischen Therapiesitzung und Alltag haben. In Kasten 10 werden hilfreiche Einstellungen vorgeschlagen.

Einige Psychotherapeuten wenden ein, dass der Einsatz von Hausaufgaben zu viel Zeit in Anspruch nehmen würde. Es ist sicher richtig, dass das Einhalten der im Folgenden aufgeführten Empfehlungen einiges an Zeit in Anspruch nimmt. Es gilt jedoch zu hinterfragen, ob es wirklich *zu viel* Zeit ist: Der Anteil, der Hausaufgaben für den langfristigen Erfolg zugesprochen wird, sollte sich im zeitlichen Anteil der mit Hausaufgaben verbrachten Therapiezeit widerspiegeln.

Kasten 10:
Hilfreiche Einstellungen zu Hausaufgaben

Kazantzis und Kollegen formulierten folgende hilfreiche Einstellungen zu Hausaufgaben (Kazantzis, McEwan & Datillo, 2005; S. 367):
– Hausaufgaben sind Therapie.
– Vergabe und Besprechung von Hausaufgaben nehmen einen wesentlichen Zeitanteil des Stundengeschehens ein.
– Hausaufgaben-Adhärenz ist eine notwendige, aber keine hinreichende Bedingung für Veränderungen.
– Nichterledigung von Hausaufgaben gehört zum Lernprozess und sollte angesprochen und für den Veränderungsprozess genutzt werden.

3.2 Hausaufgaben im Therapie- verlauf

3.2.1 Hausaufgaben als therapeutische Strategie

Um Hausaufgaben optimal und effektiv zu nutzen, sollten sie von Beginn jeder Therapie an als wichtige Möglichkeit, Veränderungen zu erreichen und zu stabilisieren, in den Behandlungsplan integriert werden. Idealerweise kann dies auf dem Hintergrund einer Fallkonzeption geschehen, die nach der Erhebung der diagnostischen Informationen zur Planung einzelner Veränderungsschritte genutzt wird. Die Fallkonzeption integriert dabei Informationen der horizontalen und vertikalen Verhaltensanalyse und kann sich an folgenden Leitfragen orientieren (für eine umfassende Darstellung siehe z. B. Bartling, Echelmeyer & Engberding, 1998):
- Welche Probleme benennt der Patient? Sind diese Probleme voneinander unabhängig oder beruhen sie auf einem gemeinsamen Grundproblem?
- Wie äußern diese Probleme sich auf Verhaltensebene (Verhaltensexzesse, -Defizite), gedanklicher Ebene (Denkfehler, dysfunktionale Grundannahmen oder Schemata) sowie emotionaler Ebene?
- Welche Regeln oder Pläne liegen dem Problemverhalten zugrunde?

Für die Behandlungsplanung und die Konzeptualisierung von Hausaufgaben als therapeutische Strategie sollten darüber hinaus folgende Fragen beantwortet werden:
- Welche Ziele strebt der Patient in der Behandlung an? An welchen Kriterien lässt sich der Behandlungserfolg bewerten?
- Was muss der Patient erlernen oder erfahren, um diese Ziele erreichen zu können?
- Wie kann diese Lernerfahrung konkret ermöglicht werden?
- Welche Übungen wären dabei potenziell hilfreich? Sollten diese im therapeutischen Setting oder im natürlichen Umfeld des Patienten durchgeführt werden?

An dieser Stelle ist es möglich, bereits vorausschauend Übungen zu planen, die im therapeutischen Prozess hilfreich sein könnten. Das soll jedoch nicht bedeuten, dass der gesamte Thera-

pieverlauf von Vornherein durchgeplant werden kann – natürlich bleibt es immer die Aufgabe des Therapeuten, neue Informationen in das Fallkonzept aufzunehmen und den Behandlungsplan entsprechend zu modifizieren, bzw. auf auftretende Probleme flexibel eingehen zu können. Trotzdem halten wir eine solche Fallkonzeption für hilfreich, um auch bei auftretenden Schwierigkeiten an den ursprünglich vereinbarten Therapiezielen festhalten zu können und die Therapie strukturiert und transparent durchführen zu können. Folgendes Beispiel soll den Zusammenhang zwischen Fallkonzeption und therapeutischen Hausaufgaben verdeutlichen.

Beispiel:

Ein junger Patient, Herr W., stellt sich ambulant aufgrund depressiver Symptome vor. Er klagt über die zunehmende Unfähigkeit, mit den hohen Anforderungen seines neuen Jobs zurecht zu kommen, er habe das Gefühl zu versagen und bald gekündigt zu werden. Immerzu grüble er darüber, wie er es seinem Chef recht machen könne, er analysiere auch häufig Situationen auf der Arbeit im Nachhinein in Bezug auf eigene Fehler, da er auch das Gefühl habe, dass seine Kollegen ihn abschätzig behandelten und er nicht dazu gehöre. So habe er auch privat an nichts mehr Freude; seine Freundin reagiere zunehmend genervt darauf, dass er sich immer nur mit der Arbeit beschäftige.

Die Problemanalyse zeigte, dass Herr W. Erfolg im Job als einzige Möglichkeit für sich sah, Anerkennung und Bestätigung zu erhalten. Ohne diese Bestätigung, etwas zu leisten, bewertete er sich selbst als unnütz und minderwertig. Fehler zu machen war für ihn gleichbedeutend damit ein Versager zu sein. Da sein neuer Vorgesetzter so gut wie nie Rückmeldungen zu den Leistungen seiner Mitarbeiter gab, fühlte Herr W. sich rasch stark verunsichert, strengte sich noch mehr an, übernahm zusätzliche Aufgaben und arbeitete oft nächtelang an Problemlösungen, um tagsüber bei der Arbeit auf gar keinen Fall Fehler zu machen. Zudem versuchte er, auch durch seine Kollegen Anerkennung zu erhalten, indem er Aufgaben für sie erledigte und sie mehrfach zum Mittagessen einlud, um ihre Einschätzung der Arbeitssituation und seiner Leistungen zu erfragen.

Herr W. selbst äußerte als Ziel der Behandlung, wieder besser mit seiner Arbeit zurecht zu kommen, was für ihn bedeute, zu Hause weniger zu grübeln und bessere Beziehungen zu Arbeitskollegen aufzubauen. Therapeutisch wurden folgende Lernerfahrungen als relevant angesehen: (a) die Erkenntnis, dass Herrn W.s Wert als Person unabhängig von konkreten Leistungen besteht, (b) Anerkennung und Bestätigung soll auch aus anderen Bereichen außer dem Beruf möglich werden, (c) die Erkenntnis, dass das aktuelle Verhalten zur Aufrechterhaltung des Problems beiträgt und dass ohne Verhaltensexzesse gleiche oder sogar bessere Ergebnisse erzielt werden.

Folgende Übungen, die diese Erfahrungen ermöglichen könnten, wurden erarbeitet:
a) die Identifikation automatischer Gedanken, die in den konkreten Situationen zu Verhaltensexzessen führen (z. B. Arbeitsblatt 1.7, vgl. Teil III des Buches und CD-ROM);
b) die Erarbeitung angemessener Gedanken und Einstellungen durch die Sammlung von Eigenschaften, die Menschen allgemein und ihn im Besonderen liebenswert machen (z. B. Arbeitsblatt 3.8, vgl. Teil III des Buches und CD-ROM);
c) der Aufbau von Verhaltensalternativen zur Erlangung von Bestätigung, z. B. durch Mitgliedschaft in Sportverein;
d) Verhaltensexperimente: Mit Kollegen über andere Themen als Arbeit sprechen, bewusst kleine Fehler machen oder etwas Falsches äußern bzw. andere um Unterstützung bitten (z. B. Arbeitsblatt 3.16, vgl. Teil III des Buches und CD-ROM).

Die folgenden zwei Abschnitte geben Hinweise, wie dem Patienten die formale Konzeption von Hausaufgaben explizit und implizit verdeutlicht werden kann.

3.2.2 Hausaufgaben als therapeutische Technik einführen

Bevor Hausaufgaben als therapeutische Strategie effektiv genutzt werden können, sollte mit dem Patienten besprochen werden, warum und wieso Hausaufgaben überhaupt notwendig sind. So ist es z. B. für einen Patienten mit einem vorwiegend medizinischen Krankheitsmodell nicht nachvoll-

ziehbar, warum auch zu Hause therapeutische Aufgaben erledigt werden sollen – ein Arzt vergibt schließlich (in der Regel) auch keine Aufgaben!

Es ist also wichtig, sich auf ein gemeinsames Arbeitsmodell für die Therapie zu einigen, das auch Übungen und Aufgaben zwischen den Sitzungen enthält – ebenso wie die dafür notwendige Zeit. Sinnvoller Weise geschieht dies zu Anfang der Behandlung. Ein Informationsblatt, auf dem die wesentlichen Informationen zum Ablauf der Therapie zusammengefasst sind, kann dies nachhaltig unterstützen. Ein Beispielblatt zu Rahmenbedingungen und Wirkfaktoren von Psychotherapie ist im Materialienteil dieses Buches enthalten (Arbeitsblatt 2.1, vgl. Teil III des Buches und CD-ROM). Dieses Blatt kann zur Unterstützung der im Folgenden geschilderten Einführung als Hausaufgabe zum Lesen mitgegeben werden. Dabei sollten auf jeden Fall mögliche Vorerfahrungen des Patienten mit Psychotherapie berücksichtigt und aufgegriffen werden. Hier gilt es zu klären, welche Formen von Psychotherapie der Patient bereits kennt und welchen Stellenwert Hausaufgaben in diesen Therapien hatten.

Die zentrale Idee bei der Einführung von Hausaufgaben in der Therapie besteht darin, dass der langfristig wirksame therapeutische Prozess als Erlernen neuer Denk- oder Verhaltensweisen dargestellt wird. Nur wenn der Umgang mit Problemsituationen aus eigenem Wissen und aufgrund neuer Fertigkeiten anders gestaltet werden kann, ist gesichert, dass es dem Patienten auch nach der Therapie noch dauerhaft gut oder zumindest besser geht. Der am meisten Erfolg versprechende Weg, dauerhaft zu neuen Denk- und Verhaltensweisen zu gelangen, besteht darin, wiederholt Erfahrungen zu machen, die mit bisherigen ungünstigen oder dysfunktionalen Annahmen oder Problemlösestrategien im Widerspruch stehen – und dies kann nur in Alltagssituationen erfolgreich realisiert werden.

Ein Vergleich mit anderen Situationen kann dies dem Patienten verdeutlichen: Formal ähnliche Situationen könnten z. B. die regelmäßigen Besuche beim Hausarzt während einer Desensibilisierungsbehandlung oder die regelmäßigen Übungsstunden beim Klavierlehrer sein. Nur das letztere Modell entspricht dem Vorgehen in einer Psychotherapie, da auch hier zum Erfolg Weiterüben erforderlich ist. Folgendermaßen könnte dieser Sachverhalt in einem Patientengespräch vermittelt werden:

„Ich hatte Ihnen ja eben gesagt, dass es wichtig ist, dass Sie neben unserem üblichen Termin, der einmal in der Woche stattfindet, noch weitere Zeit für Übungen aufwenden müssen. Ich möchte Ihnen anhand eines Beispiels verdeutlichen, warum das so wichtig ist. Stellen Sie sich zwei andere Situationen vor, in denen man regelmäßig zu jemandem hingeht, z. B. zum Hausarzt, wenn Sie gerade wegen einer Allergie eine Desensibilisierungsbehandlung durchführen, oder zu einem Klavierlehrer, weil Sie gern Klavier spielen möchten. In beiden Fällen ist es wichtig, dass Sie Ihre Termine wahrnehmen und auch wirklich hingehen.

Beim Hausarzt ist es allerdings so, dass Sie außerhalb dieses Termins so gut wie nichts dafür tun können, dass die Desensibilisierungsbehandlung auch wirklich funktioniert (außer natürlich, wenn Sie die Behandlung bewusst sabotieren, also Dinge tun, die Ihnen der Arzt geraten hat, zu unterlassen).

Ganz anders sieht das beim Klavierlernen aus: Hier können Sie nicht nur etwas dafür tun, dass die Besuche beim Klavierlehrer Erfolg haben und Sie bald erste Stücke spielen können, sondern es ist sogar so, dass Sie üben *müssen*, damit die Klavierstunden etwas bringen. Und je mehr Sie üben, desto schneller kommen Sie Ihrem Ziel näher.

Dieses zweite Modell ist dasjenige, das in etwa auch das Vorgehen in der Psychotherapie beschreibt: Das Einhalten der Termine mit Ihrem Therapeuten ist zwar wichtig, aber damit ist es noch nicht getan. Sie sollten mindestens ebensoviel Zeit dafür einplanen, zwischen den Sitzungen daran zu arbeiten, die in der Therapie besprochenen Dinge in Ihrem Alltag umzusetzen, wie für die Sitzungen selbst. Ich werde versuchen, Sie dabei zu unterstützen, indem wir uns gemeinsam überlegen, welche Übungen und Therapieaufgaben dafür besonders geeignet sein können."

Bei Patienten, die sich noch nicht sicher sind, ob sie eine Therapie aufnehmen wollen, besteht unserer Ansicht nach keine generelle Kontraindikation für die Nutzung von Hausaufgaben. Voraussetzung für Hausaufgaben wäre allerdings in diesem Fall, dass der Patient eingewilligt hat, die Frage einer eventuellen Aufnahme einer Therapie

für sich zu klären und dabei aktiv und auch in Form von Hausaufgaben daran mitzuarbeiten. Schwieriger ist es bei Patienten, die nach eigenen Angaben so in Ihre Arbeit und sonstigen Tätigkeiten eingespannt sind, dass sie nur eine Stunde wöchentlich für die Therapie erübrigen können. Hier könnte beispielsweise folgendermaßen interveniert werden:

„Sie haben gesagt, dass es für Sie fast unmöglich ist, neben der wöchentlichen Therapiesitzung noch zusätzlich Zeit für Aufgaben außerhalb der Therapie aufzubringen. Sie haben mir ja berichtet, was Sie so alles zu erledigen haben, und ich denke auch, dass Sie wirklich schon sehr viel um die Ohren haben. Nun habe ich Ihnen ja eben erläutert, dass Psychotherapie in Ihrem Leben und bei Ihren Problemen nur dann etwas ändern kann, wenn Sie die hier besprochenen und erarbeiteten Dinge auch in Form von Übungen allmählich umsetzen. Falls Sie keine Möglichkeit sehen, außerhalb der Sitzungen noch Zeit zu erübrigen, besteht die Gefahr, dass sich in Ihrem Leben trotz der Therapie nicht viel ändert – das würde ich Ihnen nicht gern zumuten. Gibt es denn eine Möglichkeit, dass Sie für die Zeit der Therapie etwas in Ihrem Alltag umorganisieren, um sich die benötigte Zeit zu verschaffen?"

Falls der Patient hierzu keine Möglichkeit sieht, kann der Therapeut vorschlagen, die Sitzungen dann nur jede zweite oder dritte Woche stattfinden zu lassen, damit in den dazwischen liegenden Wochen die Übungen gemacht werden können. Die Gesamtzeit für die Therapie würde sich dann allerdings natürlich verlängern. Dieser Vorschlag ist für viele Patienten sehr anschaulich und macht deutlich, dass die Therapie ohne zusätzliche Übungszeit – falls überhaupt – deutlich langsamer voranschreitet. Bei Patienten, die nur phasenweise sehr arbeitsintensive Zeiten erleben, sollte überlegt werden, den Therapiebeginn zu verschieben – unter Bezugnahme auf das Beispiel des Klavierlernens: Die Zeit der Abschlussprüfungen ist vielleicht ebenfalls kein guter Zeitpunkt um genau dann das Klavierspielen zu erlernen – auch wenn das Klavierspielen einen guten Ausgleich zum Lernen darstellen könnte.

Manche Patienten fragen an dieser Stelle, was das denn für Übungen sein werden. Da diese Einführung günstigerweise zu Beginn der Therapie bzw. während der probatorischen Sitzungen stattfindet, stehen die konkreten Übungen noch nicht fest. Eine Möglichkeit, auf solche Fragen zu reagieren, ist im Folgenden beschrieben.

„Dass Sie wissen wollen, was das für Übungen sein werden, ist natürlich ein berechtigtes Anliegen. Es ist so, dass diese Übungen für jeden Menschen und jedes Problem unterschiedlich sind. Sie richten sich auch danach, was genau wir in der jeweiligen Sitzung besprochen haben. Und nicht zuletzt können Sie auch Ihre eigenen Ideen mit einbringen. Da ich Ihr Problem aber noch nicht genau genug kenne, kann ich Ihnen jetzt nur allgemeine Beispiele nennen. Manche Übungen bestehen z. B. darin, dass man seine Gefühle oder seine Gedanken über mehrere Tage hinweg beobachtet und jeweils am Abend aufschreibt. Andere Übungen beinhalten, dass Sie neue Verhaltensweisen ausprobieren, die wir hier gemeinsam besprochen oder auch geübt haben. Wiederum andere Übungen erfordern, dass Sie über bestimmte Themen nachdenken und z. B. das Für und Wider einer Entscheidung überdenken und aufschreiben. Sie sehen, wie unterschiedlich die Übungen sein können und wir werden in der Therapie gemeinsam überlegen, welche Übung zu welchem Zeitpunkt für Sie am sinnvollsten ist."

In seltenen Fällen werden Patienten auf diese Ausführungen unwillig reagieren – insbesondere wenn sie Psychotherapie mit Arztbesuchen gleichsetzen und erwarten, dass der Therapeut sie „heilt" bzw. der Experte ist, der einfach sagt, was zu tun ist, damit ein Problem verschwindet. In diesen Ausnahmefällen ist es wichtig, zunächst diese Fehlannahme explizit zu thematisieren und falsche Hoffnungen zu korrigieren. Dabei sollte deutlich gemacht werden, dass ohne die aktive Mitarbeit des Patienten Psychotherapie nicht gut funktionieren kann. Gegebenenfalls kann darauf hingewiesen werden, dass ohne die Mitarbeit des Patienten die Prognose nicht hinreichend günstig für die Aufnahme der Behandlung ist.

„Wenn ich Sie richtig verstehe, meinen Sie, dass ich Ihre Probleme lösen kann, weil ich ja der Experte dafür bin. Ich könnte mir vorstellen, dass das, was ich Ihnen über den Ablauf der Therapie erklärt habe, ziemlich enttäuschend für Sie ist. Ich könnte auch verstehen, wenn Sie jetzt denken, dass die Psychotherapie nichts für Sie ist. Leider kann ich Ihnen aber nur das anbieten: Ohne Anstrengungen von Ihrer Seite wird sich vermutlich nicht viel an Ihren Problemen ändern. Wenn Sie deswegen Bedenken haben, können wir auch noch einmal gemeinsam überlegen, welche anderen Optionen Ihnen noch zur Verfügung stehen."

Zusammenfassend ist es zur Verbeugung späterer Probleme wichtig, dass der Patient genau weiß, „worauf er sich einlässt". Als Therapeut sollte man frühzeitig darauf achten, falsche Erwartungen an die Therapie zu thematisieren und Aufwand und Kosten der Therapie klar heraus zu stellen. Wenn Hausaufgaben zu Beginn der Therapie als selbstverständlich bzw. notwendig eingeführt werden, sinkt die Wahrscheinlichkeit, später mit dem Patienten immer wieder erneut über Sinn und Unsinn von Hausaufgaben diskutieren zu müssen.

3.2.3 Hausaufgaben als Therapiebaustein etablieren

Neben der expliziten Einführung von Hausaufgaben als Therapieelement sollten Hausaufgaben auch im Verlauf der Therapie als wesentlicher Bestandteil des therapeutischen Prozesses behandelt werden. Dafür hat es sich als sinnvoll erwiesen, Hausaufgabenvergabe und -besprechung jeweils zu festen Zeiten in der Sitzung durchzuführen – klassischerweise erfolgt die Besprechung von Hausaufgaben zu Beginn der Sitzung und die Vergabe neuer Aufgaben während bzw. am Ende der Stunde. Die Einhaltung dieser Struktur hilft nicht nur dem Patienten, Hausaufgaben als Therapiebaustein wahrzunehmen, sondern bietet auch für den Therapeuten eine unmittelbare Erinnerungsstütze an die Besprechung von Aufgabenvereinbarungen.

Darüber hinaus sollte immer verdeutlicht werden, wie sich die konkreten Ziele einer Hausaufgabe zu den allgemeinen Therapiezielen verhalten, um dem Patienten Einblick in den Therapieprozess und die Abschätzung des aktuellen Stands zu ermöglichen.

„Wir haben heute festgestellt, dass es für Sie extrem wichtig ist, keine Fehler bei der Arbeit zu machen – deshalb gehen Sie bereits am Abend vorher den folgenden Arbeitstag durch und überlegen sich, welche Probleme auf Sie zukommen können. Das hat für Sie den Vorteil, dass Sie sich vorbereitet und sicherer fühlen. Auf der anderen Seite klappt es bei der Arbeit dann nicht immer so wie Sie es vorgeplant hatten – und das Grübeln belastet Sie sehr. Wenn Sie langfristig das Grübeln reduzieren wollen, ist es wichtig in Erfahrung zu bringen, welchen Nutzen das Grübeln für Sie tatsächlich hat. Ich schlage Ihnen dafür folgendes Experiment vor: Versuchen Sie bitte, in der nächsten Woche unvorbereitet zur Arbeit zu gehen. Verbringen Sie den Abend vorher mit anderen Aktivitäten wie Lesen oder Fernsehen und überprüfen Sie, welche Auswirkungen das auf Ihre Arbeitsleistungen hat. Um einen Vergleich zum Grübeln zu haben, schlage ich vor, dass Sie abwechselnd einen Tag grübeln und einen Tag ohne Vorbereitung zur Arbeit gehen. Lassen Sie uns gemeinsam überlegen, an welchen Auswirkungen die Effekte dieser Variation überprüfbar sind."

Die Bedeutsamkeit von Hausaufgaben kann für den Patienten am deutlichsten in der Nachbesprechung der Aufgabe verdeutlicht werden – daher sollte auf diesem Aspekt auch ein besonderes Augenmerk des Therapeuten liegen (vgl. Kapitel 4.5 und 4.7). Hier können die unmittelbaren Lernerfahrungen und der damit verbundene Therapiefortschritt explizit benannt werden.

Gegen Ende der Behandlung können Hausaufgaben dazu beitragen, die erreichten Veränderungen auf die Aktivitäten und Fertigkeiten des Patienten zu attribuieren, was rückfallprophylaktisch von Bedeutung sein kann. Wenn Patienten am Ende einer Therapie daran zweifeln, ob sie ohne die Hilfe des Therapeuten weiter zurecht kommen werden, kann hier Bezug darauf genommen werden, dass die meisten Veränderungen durch Eigenaktivität erreicht wurden. Es können noch einmal zentrale Aufgaben benannt werden oder auch ein Kuchendiagramm gezeichnet werden, das beispielsweise die Zeit in den Sitzungen der Zeit, die mit Übungen verbracht wurde, gegenüberstellt. Hier sollte schnell deutlich werden, dass die vom Patienten durchgeführten Übungen deutlich zur Veränderung beigetragen haben.

Kapitel 4

Konkrete Hausaufgaben vergeben und besprechen

Im ersten Teil des Buches (vgl. Kapitel 2.4) wurden bereits verschiedene Strategien im Umgang mit Hausaufgaben dargestellt, die empirisch bestätigt mit einer höheren Erledigungsquote von Hausaufgaben assoziiert sind. Im Folgenden sollen diese Empfehlungen noch einmal unter einem praxisorientierten Aspekt aufgegriffen werden. Hauptanliegen dieses Abschnittes sind die Darstellung eines möglichst nutzbringenden Einsatzes von Hausaufgaben sowie die Diskussion typischer Probleme im Hausaufgabenprozess. Als Grundlage dient dabei ein Phasenmodell (vgl. Tabelle 6), das den Hausaufgabenprozess grob in folgende Abschnitte gliedert:

1. die Vereinbarung oder Vergabe der Aufgabe,
2. die Erledigung der Aufgabe sowie
3. die Besprechung der Aufgabe.

Zur optimalen Nutzung von Hausaufgaben im Rahmen der Therapie sollten alle drei Abschnitte die gleiche Aufmerksamkeit erhalten – auch wenn die Einflussmöglichkeiten des Therapeuten sich weitgehend auf Abschnitt 1 und 3 erstrecken. Dies bedeutet, dass die Erledigung der Aufgabe sowie mögliche Hindernisse und Probleme bereits bei der Aufgabenvereinbarung besprochen werden müssen. Welche Inhalte und Einzelschritte den drei Abschnitten zugeordnet werden können, ist in Tabelle 6 dargestellt.

In den folgenden Abschnitten werden die sieben Einzelschritte nacheinander beschrieben und erläutert. Dabei wird auf empirisch bestätigte Strategien besonderen Wert gelegt, es werden aber auch Empfehlungen gegeben, die sich in der therapeutischen Praxis bewährt haben.

Tabelle 6:
Prozessmodell zum Einsatz von Hausaufgaben (modifiziert nach Scheel, Hanson & Razzhavaikina, 2004)

Abschnitt	Wo?	Inhalte	Wer ist vorwiegend verantwortlich?
Vereinbarung und Vergabe der Aufgabe	Therapie-setting	1. Entwicklung der Aufgabe	Therapeut und Patient (Verschiebungen im Therapieverlauf möglich)
		2. Vergabe der Aufgabe	Therapeut
		3. Annahme der Aufgabe	Therapeut und Patient
Erledigung	außerhalb der Sitzung	4. Erledigung der Aufgabe außerhalb der Sitzung	Patient
Besprechung der Aufgabe	Therapie-setting	5. Nachfrage und Bericht über die Aufgabe in der folgenden Sitzung	Therapeut und Patient
		6. Verstärkung und Anerkennung für die (teilweise) Aufgabenerledigung	Therapeut
		7. Auswertung der Aufgabe in Bezug auf die Therapieziele, Integration der Ergebnisse in den Therapieverlauf	Therapeut und Patient

4.1 Entwicklung von Hausaufgaben

Grundsätzlich kann unterschieden werden zwischen Aufgaben, die vom Therapeuten bereits vor der Stunde geplant und entwickelt werden, solchen, die während der Sitzung vom Therapeuten erdacht werden, solchen die gemeinsam entwickelt werden, und Aufgaben, die vom Patienten allein entwickelt und vorgeschlagen werden. Von vielen Autoren wird empfohlen, die Aufgabe gemeinsam in der Stunde zu entwickeln, wobei dies keine empirische begründete Empfehlung darstellt. Ein unserer Erfahrung nach bewährtes Vorgehen ist die im Therapieverlauf zunehmende Übertragung der Verantwortung bei der Aufgabengestaltung vom Therapeuten auf den Patienten. Dies entspricht vor allem einer Grundidee der Verhaltenstherapie, den Patienten im Verlauf der Behandlung in die Lage zu versetzen, sein Problem selbst aktiv zu bewältigen (siehe z. B. Margraf, 1996; S. 5). Abbildung 4 verdeutlicht diesen allmählichen Übergang der Verantwortung.

Bei der Wahl der Aufgabe selbst ist zunächst zu bedenken, dass es die eine optimale Aufgabe für eine Therapiestunde wohl nur in seltenen Fällen gibt. Vielmehr ist anzunehmen, dass es eine Reihe von Aufgaben gibt, die mehr oder minder geeignet sind. Allgemein sollten Hausaufgaben jedoch in Bezug zu übergeordneten oder Teilzielen der Therapie stehen und auf Fähigkeiten und Möglichkeiten (organisatorisch, ressourcenbezogen) des Patienten aufbauen. Bei der Planung von Aufga-

ben hilft dabei die Fallkonzeption: Der Therapeut überlegt die erforderlichen Schritte zur Erreichung der angestrebten Veränderung und leitet daraus hilfreiche Übungen ab. Kann eine bereits geplante Aufgabe dabei nicht aus den Inhalten der Sitzung abgeleitet werden, sollte die Aufgabe eventuell verschoben werden, um den Therapieprozess für den Patienten weiterhin transparent zu halten.

In der adäquaten Beachtung der Fähigkeiten und Möglichkeiten des Patienten liegt ein nachgewiesenes Potenzial zur Erhöhung der Hausaufgaben-Adhärenz. Die mögliche Aufgabe, mit Bekannten über etwas zu sprechen, ist für z. B. für einen Patienten, der wegen seiner Probleme und/oder seiner Lebensumstände seine Wohnung kaum verlässt, nicht durchführbar. Umgekehrt fällt einer Patientin, die eher kognitiv orientiert ist, eine Aufgabe, die das Protokollieren und Abwägen umfasst, sicher leichter als eine gefühls- und erlebnisorientierte Aufgabe. Dies soll nicht bedeuten, dass ein Ausbau der gefühlsorientierten Seite der Patientin nicht in der Therapie ein sinnvolles oder sogar notwendiges Element sein könnte – es ist dann eben aber eine für die Patientin deutlich schwerere Hausaufgabe, die erst dann vereinbart werden sollte, wenn bereits in der Therapie daran gearbeitet wurde, Emotionen zuzulassen.

Gerade Therapienovizen äußern häufig das Problem, dass ihnen in den Therapiesitzungen keine sinnvolle Aufgabe einfällt, die den oben beschriebenen Kriterien entspricht. Dazu möchten wir fol-

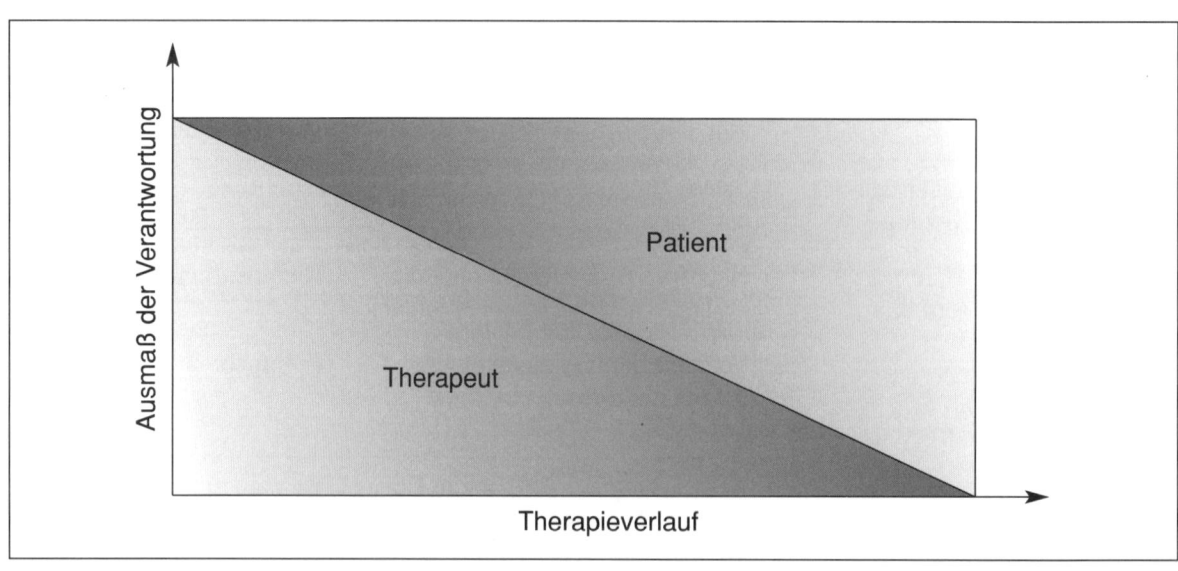

Abbildung 4:
Allmähliche Verantwortungsübernahme durch den Patienten

gendes betonen: Auch bei der Entwicklung von Hausaufgaben ist noch kein Meister vom Himmel gefallen. Mit wachsender Therapieerfahrung und steigender Kenntnis typischer Patientenprobleme fällt es den meisten Therapeuten immer leichter, hilfreiche Hausaufgaben zu entwickeln. Darüber hinaus ist es auch ausdrücklich erlaubt, dem Patienten um Mithilfe bei der Entwicklung von Hausaufgaben zu bitten, z. B. durch die Frage „Wie können Sie das, was wir heute besprochen haben, auch zu Hause weiter vertiefen bzw. in Ihrem Alltag umsetzen?". Als weitere Unterstützung können auch die folgenden Fragen dienen:

- Was war in der heutigen Sitzung das wesentliche Thema?
- Welche Probleme oder Defizite haben sich dabei auf Seiten des Patienten gezeigt?
- Wie deutlich ist das Problem dem Patienten heute geworden?
- Sind bereits Lösungsmöglichkeiten abgeleitet wurden?
- Was will ich im Hinblick auf dieses Problem therapeutisch erreichen?
- Woran will ich in der nächsten Sitzung konkret anknüpfen?

Beispiel:

Sie arbeiten mit Patienten mit ausgeprägter Zwangssymptomatik. Ihre Therapieplanung sieht als nächsten Behandlungsschritt die Durchführung von Expositionsübungen vor, aber der Patient äußert sich im Hinblick auf diese Übungen skeptisch – zwar hat er das dahinter stehende Therapierational verstanden, aber er hat zu viel Angst davor, dass die befürchteten Konsequenzen bei einem Verzicht auf seine Rituale doch eintreten. Jetzt steht der Patient vor dem Dilemma, zwar zu wissen, was ihm (vielleicht) helfen könnte, aber er traut es sich nicht zu. Die (ursprünglich geplante) Vergabe von Expositionshausaufgaben würde eine deutliche Überforderung des Patienten darstellen. Bei der Frage, welche anderen Hausaufgaben sinnvoll sein könnten, kann beispielsweise überlegt werden, welches unmittelbare Ziel in dieser Konfliktsituation verfolgt werden sollte – in diesem Fall könnte dies eine klare Entscheidung des Patienten für oder gegen eine Exposition sein. Um diese Entscheidung zu fördern, vereinbaren Sie mit dem Patienten bis zur nächsten Sitzung konkret aufzuschreiben, was für ihn persönlich für und gegen die Exposition spricht – aus kurz- und langfristiger Perspek-

tive. Dies ermöglicht Ihnen, in der nächsten Sitzung sofort mit der Entscheidungsfrage einzusteigen und weiter zu arbeiten. Es hilft außerdem dem Patienten, sich zwischen den Sitzungen strukturiert mit seinen Befürchtungen auseinander zu setzen. Dazu könnten Sie beispielsweise das Arbeitsblatt 3.17 (vgl. Teil III dieses Buches und CD-ROM) nutzen.

Falls in der Sitzung an einem Thema gearbeitet wurde, zu dem sich keine konkrete Aufgabe ableiten lässt, raten wir davon ab, als Verlegenheitslösung unspezifische Aufgaben zu formulieren, wie z. B. noch einmal über die Sitzung nachzudenken. Diese Aufgabe ist nicht genau formuliert und hat weder ein konkretes Ziel noch genaue Ausführungsbedingungen. Um das Konzept der Arbeit mit Hausaufgaben in der Therapie klar und deutlich hervorzuheben, halten wir es für ungünstig, zwischendurch solche „Sie können ja mal …"-Aufgaben einzustreuen. Dies erschwert es zu erkennen, wann eine Aufgabe wirklich ausgeführt werden soll und wann es nur eine Option mit unklarem Umfang, Rahmen und Ziel ist. In diesem Fall sollte auf die Vergabe einer Aufgabe verzichtet werden, auch wenn wir empfehlen, dass dies eine Ausnahme bleiben sollte.

4.2 Vergabe von Aufgaben

Wenn eine oder mehrere Aufgaben entwickelt wurden, ist es ratsam, die Aufgabe als solche offiziell einzuführen. In Teil I wurde bereits auf die Ergebnisse von Breil und Kosfelder (2003) hingewiesen, die z. B. für die Einschätzung der Schwierigkeit einer Aufgabe keine signifikante Korrelation zwischen Therapeut und Patient fanden. Ähnlich geringer Konsens bestand in der Studie selbst darüber, ob in der eben beendeten Sitzung eine Aufgabe vergeben wurde. Dies dürfte u. a. darauf zurückzuführen sein, dass die Aufgabe häufig nicht eindeutig als solche benannt wird. Die Aufgabe sollte also klar erkennbar als solche bezeichnet werden, am besten durch einen einheitlichen Begriff (zu möglichen Alternativen zum Begriff „Hausaufgabe" vgl. Kasten 2). Ebenso klar sollte formuliert werden, dass die Aufgabe bis zu einem bestimmten Zeitpunkt verbindlich erledigt werden soll. Falls es sich tatsächlich um eine optionale Aufgabe handelt, ist dies ebenfalls deutlich zu vereinbaren.

Bei der konkreten Vereinbarung der Aufgabe ist es hilfreich, sich an den fünf W's zur orientieren:

Was soll genau getan werden?
Wann soll es geschehen?
Wo soll es geschehen?
Wie lange soll das dauern?
Wie häufig soll es ausgeführt werden?

Diese fünf Fragen sind auch auf dem Arbeitsblatt 2.2 (vgl. Teil III des Buches und CD-ROM) aufgeführt, das als Gedächtnisstütze zu jeder Hausaufgabe vergeben werden sollte, falls keine anderen Materialien vergeben werden oder der Patient sich die Aufgabe nicht anderweitig notiert. Wir empfehlen ausdrücklich, dass auch der Therapeut sich die Aufgabe notiert – bei der Vielzahl von Patienten pro Woche ist es häufig unmöglich, den genauen Überblick darüber zu behalten, mit welchem Patienten welche Aufgabe genau vereinbart wurde. Eine gewinnbringende Auswertung der Aufgabe ist jedoch nur möglich, wenn beide Seiten wissen, worum es genau geht.

Beispiel:

Sie vereinbaren mit einem Patienten eine Achtsamkeitsübung zum Aufbau positiver Wahrnehmungen und Gefühle. Neben der konkreten Instruktion *„Unternehmen Sie einen 15-minütigen Spaziergang durch Ihr Wohnviertel. Achten Sie dabei ganz bewusst darauf, was Sie alles wahrnehmen: Was Sie sehen, aber auch was Sie riechen oder hören oder vielleicht sogar schmecken. Versuchen Sie sich zu Hause diese Eindrücke noch einmal bewusst zu machen. Bitte schreiben Sie zu Hause auf das Arbeitsblatt diese Eindrücke auf, gemeinsam mit den damit verbundenen Gedanken und Gefühlen"* spezifizieren Sie mit dem Patienten, wann er glaubt, diese Aufgabe erledigen zu können. Legen Sie nach Möglichkeit einen konkreten Tag fest.

Bei der Formulierung der Aufgabe sollte darüber hinaus darauf geachtet werden, für den Patienten den Bezug nicht nur zum Inhalt der jeweiligen Stunde sondern auch zu den Zielen der Therapie herzustellen, um dem Patienten den Sinn der Aufgabe sowie den aktuellen Stand des therapeutischen Prozesses zu verdeutlichen.

„Wir hatten heute festgestellt, dass eine Möglichkeit, die Stimmung zu verbessern, verschiedene Aktivitäten sein könnten. Ich möchte Sie als Aufgabe für die nächste Woche darum bitten, genau zu protokollieren, was Sie über den Tag hinweg unternehmen und wie bei diesen einzelnen Unternehmungen Ihre Stimmung ist. Wenn wir verstehen, unter welchen Umständen Sie sich besser oder schlechter fühlen, können wir daraus ableiten, was Sie in Zukunft tun können, um sich langfristig weniger traurig und häufiger ausgeglichen fühlen."

Für jede Aufgabe sollte außerdem besprochen werden, ob die Erledigung möglicherweise nicht am geplanten Termin erfolgen kann bzw. was der Aufgabenerledigung im Weg stehen könnte. Diese Barrieren sollten benannt und anschließend Handlungsalternativen besprochen werden. Hausaufgaben zu Situationen, die nur mit geringer Wahrscheinlichkeit eintreten werden, sollten möglichst vermieden werden. Wenn mehrere Hausaufgaben geplant sind, sollte auch besprochen werden, ob diese sich in ihrer Ausführbarkeit gegenseitig beeinträchtigen oder aufgrund ihres Umfangs die Grenzen des Machbaren überschreiten. Im Zweifelsfall sollte lieber auf eine Aufgabe verzichtet werden, wenn so die Wahrscheinlichkeit, dass die anderen Aufgaben wie vereinbart erledigt werden, erhöht werden kann.

Für einige Aufgaben ist eine genaue Festlegung von Ort und Zeitpunkt der Aufgabe nicht möglich, da sie von zusätzlichen Gegebenheiten abhängig sind, wie z. B. dem Auftreten von Zwangsgedanken, Angstsituationen oder Partnerkonflikten. Prinzipiell sind diese Aufgaben für den Therapieablauf weniger günstig, da sie die Handlungsmöglichkeiten des Patienten einschränken. Für die Therapieinhalte sind dies jedoch die wichtigeren Situationen, da sich in ihnen die reale Lebensumwelt des Patienten widerspiegelt. Hier ist es hilfreich mit dem Patienten zu besprechen, wie wahrscheinlich bestimmte Situationen in der Zeit bis zur nächsten Sitzung auftreten. Wenn die Wahrscheinlichkeit sehr gering ist, kann gemeinsam überlegt werden, ob die entsprechende Fähigkeit auch in einer anderen, wahrscheinlicheren Situation geübt werden kann. Insgesamt ist für die Aufrechterhaltung bzw. Förderung der Aufgabenerledigung in diesem Fall zu befürworten, eine Alternativ- oder eine zusätzliche Hausaufgabe zu vergeben, die in jedem Fall durchgeführt werden kann.

Einige Autoren empfehlen, die Aufgabe bereits während der Sitzung zu üben. Dies bietet sich vor allem dann an, wenn die Aufgabe innerhalb der Therapie zum ersten Mal durchgeführt wird. Falls ein direktes Üben nicht möglich ist, kann mit dem Patienten eine geleitete Vorstellungsübung durchgeführt werden bzw. der Patient kann zumindest die einzelnen Schritte der Aufgabe zusammenfassen. Eine Zusammenfassung durch den Patienten ist dabei in jedem Fall der Zusammenfassung durch den Therapeuten vorzuziehen, da die eigene Formulierung zu einer tieferen Verarbeitung führt und damit dann zum Zeitpunkt der Aufgabenerledigung außerhalb der Therapiesitzung mit einer höheren Wahrscheinlichkeit erinnert wird.

Eine der wenigen Empfehlungen, die empirisch belegt zu einer höheren Aufgabenerledigung führt, besteht in der Vergabe von Materialien zur Hausaufgabe. Die Bereitstellung von geeigneten Arbeitsblättern ist daher ein zentrales Anliegen dieses Buches. Es ist meist sinnvoll, die Ergebnisse der Hausaufgabe direkt nach der Erledigung schriftlich festzuhalten, um dies dann in der Therapiesitzung besser besprechen zu können, weil direkt nach der Situation das Erlebte am besten erinnert wird. Zumindest aber sollte ein Blatt mitgegeben werden, auf dem die Aufgabe und ihre Rahmenbedingungen festgehalten sind, so dass alles, was diesbezüglich vereinbart wurde, zum Zeitpunkt der Ausführung der Aufgabe auch wirklich präsent ist (Arbeitsblatt 2.2, vgl. Teil III des Buches und CD-ROM).

Zu diesem Zeitpunkt könnten erneut Bedenken aufkommen, dass eine diesen Empfehlungen folgende Vorbesprechung der Hausaufgabe(n) sehr viel Sitzungszeit beansprucht. Es ist in jedem Fall richtig, dass es länger dauert, die Aufgabe zu üben oder durch den Patienten schildern zu lassen, als nur durch den Therapeuten einmalig zu formulieren. Die Zeit einer Therapiesitzung ist begrenzt, das heißt, dass diese Zeit effektiv genutzt werden muss. Sind Hausaufgaben per definitionem als integraler Therapiebaustein eingeführt, sollte auf jeden Fall darauf geachtet werden, dass sie den angekündigten Platz auch innerhalb der Sitzungen einnehmen – eine effektive Aufgabenerledigung setzt eine gründliche Planung und Vorbesprechung voraus. Ansonsten wäre für jeden Einzelfall zu fragen, was schwerer wiegt: die Zeit, die von der Sitzungszeit für die Vorbesprechung einer Hausaufgabe aufgewendet werden muss oder das Risiko, dass der Patient die Aufgabe gar nicht und

nur teilweise erledigt. Im letzteren Fall würde sicherlich die Besprechung der Aufgabe schwieriger und zeitintensiver, insbesondere, wenn der Patient aufgrund der Nichterledigung unter Versagensgefühlen leidet.

4.3 Annahme der Aufgabe durch den Patienten

Mit der Annahme der Aufgabe durch den Patienten ist ein Rückkopplungsprozess zwischen Therapeut und Patient angesprochen. Häufig erläutern zwar die Therapeuten die Aufgabe ausführlich, versäumen es jedoch, explizite Aussagen des Patienten dazu einzuholen. Zwei wichtige Variablen, die in jedem Fall erfragt werden sollten, sind die Schwierigkeit der Aufgabe und die antizipierte Wahrscheinlichkeit der Erledigung.

Wie bereits dargestellt, besteht häufig zwischen Patient und Therapeut noch nicht einmal direkt nach der Sitzung Einigkeit darüber, ob überhaupt eine Aufgabe vergeben wurde, geschweige denn bezüglich der Verbindlichkeit oder der Aufgabenschwierigkeit. Es kann angenommen werden, dass hier ein großes Potenzial für Missverständnisse und Unklarheiten liegt.

Die Rückkopplungsphase sollte also in jedem Fall immer in den Prozess der Hausaufgabenvergabe eingebaut werden. Bereits während des Prozesses der Entwicklung der Aufgabe und deren Beschreibung kann die Akzeptanz der Aufgabe erfragt werden.

> „Wir haben eben Ihre Übung zum Einkaufen nachbesprochen und festgehalten, was daran schon gut geklappt hat und wo Sie noch nicht so zufrieden waren. Ich denke, es wäre gut, wenn Sie diese Übung in der Zeit bis zur nächsten Sitzung noch einmal als Hausaufgabe durchführen würden – unter Berücksichtigung der angesprochenen Verbesserungsmöglichkeiten. Wäre das für Sie in Ordnung?"

Wenn die Aufgabe dann konkret bezüglich ihrer Inhalte und der Art, Dauer und Häufigkeit feststeht, sollten zwei Variablen immer erfragt werden:
1. *Die subjektive Schwierigkeit der Aufgabe* (z. B. auf einer Skala von 0: „ganz leicht" bis 10: „extrem schwierig"). Prinzipiell spricht nichts da-

gegen, auch schwierige Aufgaben zu vergeben – wenn der Patient sich die Erledigung dieser Aufgabe dennoch zutraut. Dieser Aspekt wird in der zweiten Frage abgebildet:

2. *Die Wahrscheinlichkeit der Aufgabenerledigung.* Dies kann auf einer Prozentskala erfragt werden (0 %: „Aufgabenerledigung ist extrem unwahrscheinlich" bis 100 %: „Die Aufgabe wird sicher erledigt werden"). Die beiden Extremwerte dürften so gut wie nie vorkommen, es ist jedoch interessant, ob der Patient eine Einschätzung mindestens oberhalb des Mittelwertes, besser jedoch noch im oberen Viertel dieser Skala angibt. Nur dann ist realistischerweise anzunehmen, dass die Aufgabe auch tatsächlich erledigt wird.

Wenn der Wert unter 75 % liegt, sollte der Therapeut unbedingt nachfragen, warum der Wert so niedrig ausfällt. In der Regel äußern sich in der geringen Zuversicht des Patienten Bedenken, die ernst genommen und adäquat bearbeitet werden müssen. Entsprechend sollte in Reaktion auf diese Patienteneinschätzung eine Hausaufgabe z. B. in Schwierigkeit oder Umfang modifiziert werden.

Im Folgenden werden typische Bedenken und die dann angemessenen Interventionen vorgestellt:

– *„Ich habe nächste Woche überhaupt keine Zeit."*
Zunächst sollte erfragt werden, ob es tatsächlich nur nächste Woche so ist, oder ob es für den Patienten generell schwierig ist, außerhalb der Therapiesitzung Zeit für Therapieaufgaben einzuplanen. Allgemein sollte darauf verwiesen werden, dass Psychotherapie langfristig nur funktionieren kann, wenn der Patient in seinem Alltag Dinge, die in der Therapie besprochen wurden, umsetzt. Dies wurde bereits beim Thema „Hausaufgaben als therapeutische Technik einführen" erläutert und sollte am Anfang der Therapie gemeinsam besprochen worden sein. Möglicherweise hat der Patient dies vergessen oder es hat sich etwas verändert, so dass die Bedeutung von Aufgaben nicht mehr gesehen wird. Dann muss neu diskutiert und festgelegt werden, wie viel Zeit und Energie der Patient in die Therapie investieren kann und will. Falls die Zeitprobleme des Patienten nur kurzfristig sind, kann die Aufgabe entweder in ihrem zeitlichen Umfang eingeschränkt werden oder auf die Zeit nach der Stressphase des Patienten verschoben werden. Letzteres sollte jedoch nur in Ausnahmefällen geschehen, da ansonsten der

Eindruck entstehen könnte, dass die Therapie nur eine Nebensächlichkeit im Alltag des Patienten ist und geringe Priorität hat.

– *„Wenn ich endlich mal Zeit für mich habe, will ich mich nicht mit Therapieinhalten beschäftigen."*
Das Bedürfnis nach genussvoll verbrachter Zeit ist prinzipiell nachvollziehbar, und das Sorgen für sich selbst kann durchaus als Ressource gewürdigt werden. Leider ist es so, dass Übungen und Arbeit oft anstrengender sind als Freizeitaktivitäten, z. B. weil sie mehr Konzentration oder die Auseinandersetzung mit eigenen Ängsten erfordern. Hier müssen Interessen gegeneinander abgewogen werden: Wie wichtig ist die langfristige Lösung des in der Therapie behandelten Problems und wie wichtig sind die Regenerationsphasen im Alltag? Möglicherweise schließen sich diese beiden Aspekte ja nicht aus und es reicht, nur einen Teil der Regenerationszeiten für die Hausaufgaben abzugeben. Es muss jedoch deutlich werden, dass die Therapie umso langsamer vorankommt und umso langsamer im Alltag des Patienten wirksam wird, desto weniger Bereitschaft für Aufgaben im Alltag vorhanden ist.

– *„Die Aufgabe ist zu schwer für mich, ich glaube nicht, dass ich das schaffen kann."*
Zunächst sollte erfragt werden, warum die Aufgabe als schwer empfunden wird bzw. was daran sie schwierig macht. Falls einzelne Aspekte genannt werden, könnten diese gezielt in der Schwierigkeit reduziert werden, z. B. „Ich glaube nicht, dass ich mich *jedes* Mal anders verhalten kann, wenn diese Situation auftritt". Hier wäre zu erarbeiten, was nach Meinung des Patienten ein realistisches Ziel wäre. Ein anderer Einwand könnte lauten: „Durchführen könnte ich die Aufgabe ja, aber das Aufschreiben fällt mir so schwer." Hier sollte vertieft werden, was am Aufschreiben schwierig ist. Entsprechend der genannten Gründe kann vereinbart werden, dass der Patient nur Stichworte aufschreibt, anhand derer die Übungen dann besprochen werden.
Einige Patienten zweifeln grundsätzlich an ihren Fähigkeiten irgendetwas auszuprobieren (z. B. aus Angst zu scheitern). Häufig ist das auch Bestandteil des Problems, mit dem sie sich in der Therapie vorstellen. Dies sollte bei der Aufgabenvereinbarung explizit angesprochen werden. Der Therapeut sollte das Dilemma, in dem die Patienten sich befinden, noch einmal aufgreifen: Entweder der Patient lässt sich auf die

Kasten 11:
Regeln für die Vereinbarung von Hausaufgaben

Allgemein sollte die Vereinbarung der Hausaufgaben folgende Punkte umfassen:
- Hausaufgabenvereinbarungen immer konkret ansprechen; mit einem feststehenden Begriff bezeichnen;
- Bezug zum Stundeninhalt und den Zielen der Therapie herstellen;
- Aufgabe durch die fünf W's (Was?, Wann?, Wo?, Wie lange?, Wie oft?) spezifizieren;
- Hindernisse und Barrieren der Aufgabenerledigung antizipieren und Alternativen finden;
- Einwände des Patienten ernst nehmen; gegebenenfalls Auswahl aus mehreren Aufgabenvarianten ermöglichen;
- Wenn möglich/nötig, Aufgabe in der Stunde üben;
- Schriftliche Materialien mitgeben!

Zur Gewährleistung der Aufgabenerledigung sollte die Annahme der Aufgabe durch den Patienten konkret überprüft werden. Dabei gelten folgende Empfehlungen:
- Den Patienten die konkrete Aufgabenstellung wiederholen lassen;
- Rating für die Aufgabenschwierigkeit einholen;
- Rating für die Wahrscheinlichkeit der Aufgabenerledigung einholen;
- Bei niedrigen Ratings für Wahrscheinlichkeit auf Gründe eingehen und diese adäquat bearbeiten – danach noch einmal Rating erfragen.

Aufgabe ein und geht damit auch das Risiko des Scheiterns ein, oder er verzichtet von Vornherein auf eine mögliche Veränderung. Der Therapeut kann die Schwierigkeit dieser Entscheidung würdigen; letztlich muss jedoch der Patient entscheiden, ob er die Chance zur Veränderung nutzen will oder nicht.
- *„Ich sehe den Sinn in dieser Aufgabe nicht."*
Der Sinn der Aufgabe sollte spezifisch bei der Aufgabenvergabe erläutert worden sein. Möglicherweise wurde dies vergessen oder der Patient hat den Zusammenhang zwischen der Aufgabe und der Lösung seines Problems nicht verstanden? Sollte der Patient auch nach der Erklärung der Ziele an der Aufgabe zweifeln, kann der Therapeut ihn fragen, was seiner Meinung nach eine sinnvolle Aufgabe wäre, um diese Ziele zu erreichen.

Am Ende des Rückkopplungsprozesses sollten Therapeut und Patient einen Konsens zur Hausaufgabe erreicht haben – die genaue Aufgabenstellung unter Berücksichtigung aller Spezifikationen sollte sowohl durch den Patienten als auch durch den Therapeuten festgehalten werden. Für Therapeuten empfiehlt sich, dies auf der Stundendokumentation festzuhalten – für diesen Zweck haben bereits viele Dokumentationsbögen ein entsprechendes Feld. Im Kasten 11 sind noch einmal die wichtigsten Empfehlungen zur Hausaufgabenvergabe zusammengefasst.

4.4 Erledigung der Aufgabe zwischen den Sitzungen

Die Erledigung der Aufgabe kann nach dem Vergabeprozess vom Therapeuten nicht weiter beeinflusst werden. Einzelne Autoren führen die Möglichkeit an, den Erledigungsprozess durch E-Mail- oder Telefonkontakte zu begleiten, z. B. indem der Patient nach der Erledigung der Aufgabe eine E-Mail schreibt oder auf den Anrufbeantworter der Praxis eine kurze Nachricht spricht (siehe Murdoch & Connor-Greene, 2000). Dies ist jedoch häufig nicht praktikabel.

In Einzelfällen kann diese direkte „Vollzugsmeldung" des Patienten dazu beitragen, dass die Aufgabe mit höherer Wahrscheinlichkeit erledigt wird – in solchen Fällen halten wir dies für sinnvoll. Es sollte jedoch beachtet werden, dass dies nur ein Übergangsstadium zur stärkeren Verantwortungsübernahme des Patienten sein sollte.

Nicht geeignet sind die einseitigen Kurzkontakte jedoch, wenn es tatsächlich Probleme bei der Aufgabenerledigung gab, z. B. weil die Aufgabe unerwartet starke Angst ausgelöst hat oder weil der Patient nicht mehr sicher ist, was die Aufgabe genau war. Die Klärung und Bearbeitung dieser Probleme sollte in einer direkten Interaktion während der Nachbesprechung der Aufgabe in der darauf folgenden Therapiesitzung erfolgen.

4.5 Nachbesprechung der Aufgabe

Jede vergebene Hausaufgabe sollte zum vereinbarten Zeitpunkt mit einer Nachbesprechung gewürdigt werden. Vor allem wenn es mehrere Aufgaben gab, sind Notizen über die Aufgaben auf
Seite des Therapeuten hilfreich. Zwar ist es richtig, dass die Aufgaben in der Therapie nicht für
den Therapeuten erledigt werden, dennoch sollte
dieses Arbeitsmodell nicht dazu verführen, dass
die Therapieaufgaben vom Therapeuten in der
Sitzung nicht genau erinnert werden. Schließlich
findet auch der Rest der Therapie nicht zuliebe des
Therapeuten statt, und dennoch wird von einem
guten Therapeuten erwartet, dass er die Sitzungs-
inhalte und Therapieschwerpunkte für jeden Patienten erinnert. Grundsätzlich bietet es sich an,
einen festen Zeitpunkt der Therapiesitzung für die
Nachbesprechung von Hausaufgaben zu etablieren (z. B. den Sitzungsanfang nach der Festlegung der restlichen Themen für die Sitzung), da
so der Hausaufgabenprozess entsprechend seiner
Therapierelevanz konsequent in den Therapieablauf eingebettet werden kann.

Beim Nachfragen sollte die Grundhaltung nicht
Kontrolle, sondern eher Neugier sein. Es geht
nicht darum zu überprüfen, ob der Patient seine
Aufgabe erledigt hat, sondern ob und wie es ihm
gelungen ist, das gemeinsam vereinbarte Vorhaben
in die Tat umzusetzen. Entsprechend sind z. B.
Formulierungen wie „Haben Sie Ihre Aufgaben
denn erledigt?" oder „Haben Sie die Aufgabe für
heute denn geschafft?" ungünstig, weil sie eher
eine formale Erledigung abfragen, wie es im schu-
lischen Kontext häufig stattfindet.

Besser sind Formulierungen wie „Sie hatten sich
ja für heute vorgenommen, dass … Wie ist es
Ihnen denn damit ergangen?", oder „Was ist denn
bei Ihren Beobachtungen letzte Woche herausge-
kommen?" Bei den letzteren Aussagen liegt der
Schwerpunkt mehr auf den Inhalten der Aufgabe
und spiegelt so das Interesse des Therapeuten
wider.

Wie bereits dargestellt dargestellt, treten bei der
Besprechung von Hausaufgaben nicht selten Probleme zutage, die von der Nichterledigung von
Aufgaben bis hin zu Modifikationen der Aufga-
beninhalte, Schwierigkeit oder Umfang reichen
können. Dabei ist es wichtig, jeden Grad der Aufgabenerledigung als relevantes Resultat des Therapieprozesses zu betrachten und Gründe für die

Nichterledigung als wichtige Information zur Aus-
arbeitung der Fallkonzeption einzuordnen. Bei
einem Patienten, der zunächst einer sozialen Kom-
petenz-Übung zugestimmt hatte, sie dann aber
doch aus Angst, etwas Falsches zu sagen, nicht
erledigt, könnte so beispielsweise herausgearbeitet werden, dass sein Perfektionismus ein wesentlicher aufrechterhaltender Faktor seiner sozialen
Schwierigkeiten ist – um dann an diesem kognitiven Muster weiter zu arbeiten.

Dies sollte allerdings nicht dahingehend missver-
standen werden, dass es im Prinzip egal ist, ob der
Patient die vereinbarte Aufgabe umsetzt oder nicht
– Hauptsache, es wird nachher darüber geredet,
wie es beim nächsten Mal besser werden könnte.
Da ein Hauptziel von psychotherapeutischen
Hausaufgaben die Übertragung von in der Therapie Gelerntem in den Alltag ist, wird dieses Ziel
auch am besten durch Umsetzen erreicht und nur
mittelbar in der Analyse von günstigen und ungünstigen Bedingungen für eine Umsetzung.

Im Folgenden werden typische Probleme bei der
Nachbesprechung von Hausaufgaben aufgegriffen
und Umgangsweisen mit diesen Problemen vorgeschlagen:
– *Was tue ich, wenn mein Patient eine Hausaufgabe nicht erledigt hat?*
  Zunächst muss betont werden, dass die Nichterledigung von Hausaufgaben zum therapeutischen Prozess gehört, wie andere Probleme
  auch. Es ist hier weder ein Versagen des Therapeuten noch ein Versagen des Patienten anzunehmen – vielmehr ist eine nicht erledigte
  Hausaufgabe häufig ein Ansatzpunkt für weitere therapeutische Interventionen. Dieser kann
  entweder auf der inhaltlichen Ebene liegen,
  z. B. wenn der Patient die Aufgabe aus Angst
  zu Versagen nicht erledigt hat oder weil ihm
  die entsprechenden Fertigkeiten fehlen, oder
  aber auf einer Metaebene, die die Therapie be-
  trifft: Häufige Nichterledigung von Aufgaben
  kann beispielsweise ein Anzeichen von Missverständnissen über den allgemeinen Charak-
  ter der Therapie sein, ein Hinweis auf Unzu-
  friedenheit mit der Therapie auf Seiten des
  Patienten oder auf motivationale Probleme im
  Veränderungsprozess. Diese Ansatzpunkte können nur sinnvoll herausgearbeitet werden,
  wenn die Nichterledigung der Aufgabe sowie
  deren Gründe sachbezogen thematisiert werden – ohne Schuldzuweisung oder Ärger (vgl.
  Kasten 12).

Kasten 12:

Eingeschränkt erledigte Hausaufgaben: Vergeben und Vergessen oder Insistieren und Nachfragen?

Nur wenige Patienten sagen auf Nachfragen offen, dass sie die Aufgabe(n) überhaupt nicht erledigt haben. Der weitaus größere Teil hat sich mit den Aufgaben beschäftigt, allerdings zeigen Studien, dass es wiederum nur ein kleinerer Teil aller Patienten ist, der die Aufgabe(n) tatsächlich so erledigt hat wie vereinbart. Am häufigsten sind reduzierte Erledigungen der Aufgabe, d. h. die Aufgabe wird z. B. seltener ausgeführt als vereinbart, sie wird im Schwierigkeitsgrad reduziert oder in den Inhalten verändert.

Wie sollte man als Therapeut damit umgehen, wenn z. B. im Bericht über die Aufgabe deutlich wird, dass sie anders ausgeführt wurde als vereinbart? Häufig ist der erste Impuls zu denken „Ach, so wie die Aufgabe dann erledigt wurde, hat es ja auch etwas gebracht, und das ist doch schließlich das Wichtigste!" und die veränderte Aufgabenausführung wird nicht weiter thematisiert. Dies scheint für den Patienten schonender und umgeht eine mögliche Kränkung.

Wir empfehlen jedoch, die Veränderung in jedem Fall anzusprechen und zwar auf eine Weise, die möglichst wenig kränkend ist, z. B. „Als Sie eben von der Aufgabe berichtet haben, fiel mir auf, dass Sie nur über zwei Male berichtet haben, in denen Sie sich anders verhalten haben. Meiner Erinnerung nach hatten wir vereinbart, dass Sie es mindestens dreimal versuchen wollten. Vielleicht habe ich es mir falsch gemerkt? Ich frage deswegen genau nach, weil es ja wichtig ist, dass wir beide von der gleichen Vereinbarung ausgehen." Nur wenn Sie als Therapeut die Abweichung von der Vereinbarung thematisieren, können Sie herausbekommen, ob es tatsächlich eine Abweichung war (vielleicht haben Sie die Aufgabe tatsächlich anders notiert oder erinnert) und vor allem was die Gründe für eine mögliche Abweichung sind. Vielleicht war die Aufgabe doch schwieriger als in der Sitzung antizipiert oder es war deutlich schwerer als erwartet, sich etwas freie Zeit für die Aufgabenerledigung zu nehmen? Dies sind wichtige Informationen, die bei der Vereinbarung der nächsten Aufgabe unbedingt in die Planung mit einbezogen werden sollten. Wenn Sie zum vermeintlichen Wohle des Patienten auf die Nachfrage verzichten, nehmen Sie auch den Verlust dieser Information in Kauf. Des Weiteren schwächen Sie indirekt die Bedeutung von Hausaufgaben ab, indem Sie das Bild vermitteln, dass es anscheinend nicht so darauf ankommt, ob die Aufgabe zwei oder drei oder vier Mal umgesetzt wird.

Bedenken Sie: Es geht nicht darum, den Patienten wie in einer Schüler-Lehrer-Interaktion auf seine Fehler hinzuweisen oder gar zu erniedrigen. Auf der anderen Seite kann der Patient nur dann maximal von therapeutischen Hausaufgaben profitieren, wenn er genau verstanden hat, welches Ziel sie haben und wie sie durchzuführen sind.

– *Was tue ich, wenn ein Patient etwas völlig anderes als vereinbart gemacht hat?*
Wenn Hausaufgaben die wichtige Rolle als Mittlerin zwischen Therapie und Alltag haben, und wenn sie für den Therapie-Erfolg wirklich so wichtig sind, wie Sie als Therapeut bei der Einführung dieses Instruments erläutert haben, dann sollten Sie auch alles dafür tun, dass Ihr Patient so viel wie möglich davon profitieren kann. Dies muss nicht unbedingt immer dann gegeben sein, wenn die Aufgabe exakt so umgesetzt wird wie vereinbart, aber es muss deutlich werden, dass es nicht egal ist, wie, wann und wo die Aufgabe ausgeführt wird. Hier gilt es, genau abzuwägen, welche Folgen die Aufgabenmodifikation für den angestrebten Ver-

änderungsprozess hat. Trägt die Aufgabenvariation des Patienten besser zur angezielten Veränderung bei als die ursprünglich geplante, sollte dies aufgegriffen und positiv verstärkt werden, da davon ausgegangen werden kann, dass der Patient nicht allein zur rigiden Aufgabenabarbeitung motiviert war, sondern sich darüber hinaus mit den Zielen der Aufgabe und möglichen Alternativen, diese Ziele zu erreichen, beschäftigt hat. Zur Erhärtung dieser Annahme ist es empfehlenswert, noch einmal die Gründe zu erfragen, die den Patienten zur Modifikation der Aufgabe bewegt haben. Dies ist auch dann wichtig, wenn die vorgenommenen Veränderungen der Aufgabe weniger zweckdienlich waren. Hier sind die gleichen Gründe vorstellbar, die auch für die Nichterledigung von Aufgaben zutreffen.

Wenn Patienten Hausaufgaben selbständig abändern, können eine Reihe von Schwierigkeiten auftreten, die hier ebenfalls kurz angerissen werden sollten. Dabei werden auch mögliche Bedenken von Seiten der Therapeuten angesprochen, die sich auf die Eigeninitiative von Patienten beziehen.

– *„Mein Patient ändert die Hausaufgabe fast jedes Mal ab. Aber er ist danach immer sehr zufrieden mit dem was er gemacht hat."*

Es spricht natürlich nichts dagegen, dass der Patient mit dem zufrieden ist, was er erledigt hat. Dennoch wäre zu thematisieren, warum die in der Sitzung vereinbarten Aufgaben diese Zufriedenheit anscheinend nicht ermöglichen. Sind die in der Sitzung vereinbarten Aufgaben vielleicht schwieriger? Oder kann der Patient bei den eigenen Aufgaben besser den Zusammenhang zur Therapie erkennen?

Im Sinne der zunehmenden Eigenverantwortung für die Übertragung der Therapieinhalte in den Alltag wäre es wichtig, dass der Patient realistisch abschätzen kann, welche Aufgaben er erledigen kann und an welchen Stellen er sich überfordern wird.

– *„Mein Patient denkt sich zu Hause immer ganz raffinierte Aufgaben aus. Das will ich ihm wirklich nicht nehmen!"*

Schön, wenn Sie so einen kreativen Patienten haben – und sicher hat auch der Patient für diese Fähigkeit Lob verdient! Auch hier sollte jedoch überprüft werden, ob die ausgewählten Aufgaben auch wirklich die im Sinne der Therapie besten sind. Falls nicht, sollte gemeinsam überlegt werden, wie die Stärke des Patienten genutzt werden kann, um die Therapie noch erfolgreicher zu machen. Vielleicht können Sie ihn als Therapeut dazu anleiten, die Übungen für die Therapie noch effektiver auszusuchen? Oder Sie kombinieren vom Patienten erdachte mit gemeinsam in der Sitzung entwickelten Aufgaben?

– *„Mein Patient tut sich sehr schwer mit den Aufgaben nach Plan. Er möchte lieber dann etwas für die Therapie tun, wenn es für ihn gerade günstig ist. Er ist dann auch viel motivierter und die Aufgaben klappen besser."*

Diesem Vorgehen des Patienten scheint zunächst nichts entgegenzustehen. Andere Patienten wollen z. B. auf eine ganz bestimmte Stimmung warten oder müssen ein bestimmtes Grundgefühl haben, um die Aufgaben angehen zu können. Viele Patienten erledigen ihre Aufgaben dann auch gut und kommen zu kreativen Lösungen – aber eben nur, wenn die Vorbedingungen gestimmt haben.

Wir denken, dass dies keine optimalen Aufgaben sind: Das Problem dabei ist, dass die Patienten bei diesen Einschränkungen die Möglichkeit abgeben, ihr Problem selbstbestimmt und aktiv anzugehen. Es besteht das Risiko, dass es eine Phase gibt, in der Übungen besonders wichtig wären, in denen jedoch die nötige Vorbedingung nicht oder nur zu selten besteht. Die vermeintliche Optimierung der Hausaufgaben hat also zum Preis, dass insgesamt die Einflussmöglichkeit auf das Problem geringer wird. Am Beispiel des Klavierlernens lässt sich dies gut verdeutlichen: Eine Übungsstunde kann richtig Spaß machen, wenn der Klavierlernende gerade richtig Lust aufs Üben hat. In einer Phase, in der diese Momente der Lust aufs Üben nur selten auftreten, werden allerdings nur wenige Fortschritte auftreten. In der Übertragung auf die Therapiesituation bedeutet dies, dass der Therapiefortschritt von Gegebenheiten abhängig gemacht wird, die weder vom Patienten selbst noch vom Therapeuten beeinflussbar sind.

Eine Lösung könnte z. B. darin bestehen, dass spontane und geplante Aufgaben miteinander kombiniert werden. Diese Kombination erlaubt zum einen, das kreative Potenzial zu nutzen, das sich bei den Aufgaben zeigt, die unter den subjektiv guten Bedingungen entstehen. Zugleich sollten jedoch auch geplante Aufgaben vergeben werden, die dem Patienten zeigen, dass auch bei weniger günstigen Bedingungen eine Arbeit an den eigenen Problemen möglich ist. Des Weiteren ist damit gesichert, dass in der nächsten Sitzung eine Hausaufgabe vorliegt und die Therapie zumindest einen kleinen Schritt weiter voranschreitet.

– *„Es ist in Ordnung, wenn Patienten Hausaufgaben selbsttätig abändern – immerhin sollen sie doch in der Therapie lernen, für sich selbst Verantwortung zu übernehmen!"*

Dieses Argument klingt zunächst plausibel, ist aber recht schnell zu hinterfragen. Nicht nur Patienten, sondern alle Menschen tun bisweilen Dinge, die ihnen Spaß machen, die aber zumindest mittelfristig nicht gut tun. Zunächst müsste also abgeschätzt werden, ob die selbst entwickelten Aufgaben im Hinblick auf die Therapieziele des Patienten tatsächlich die besseren sind. Falls dies nicht der Fall ist, sollte in jedem Fall wieder auf die gemeinsam geplanten Aufgaben zurückgegriffen werden. Möglicherweise hilft es, den Patienten stärker in die Aufgabenentwicklung einzubeziehen oder ausführlicher auf die jeweiligen Bedenken gegenüber der Aufgabe einzugehen? Wir denken, dass sich diese Mühe auf jeden Fall lohnt, denn Ihr Patient hat es verdient, die bestmögliche Therapie mit den bestmöglichen Aufgaben zu bekommen.

Falls die vom Patienten selbst entwickelten Aufgaben allerdings Ihrer Meinung nach wirklich besser geeignet sind und die Therapie stärker voranbringen, sollte überlegt werden, warum Ihr Patient dies nicht schon in der Sitzung einbringen kann.

4.6 Verstärkung für die (teilweise) Aufgabenerledigung

Sie sollten nicht versäumen, die Aufgabenerledigung selbst zu würdigen. Dabei sollten zunächst die üblichen Empfehlungen für Verstärkung beachtet werden: Lob sollte konkret, spezifisch und beschreibend sein. Die oben beschriebene Nachfrage nach der Aufgabe der letzten Sitzung stellt bereits eine erste Verstärkung dar – dies kann allerdings nur dann als Verstärkung erlebt werden, wenn der Therapeut sich auch korrekt an die Aufgabe erinnert und nicht erst nachfragen muss, was die Aufgabe eigentlich war.

Darüber hinaus sollten Sie auch an dieser Stelle darauf achten, dass die Situation nicht in eine Schüler-Lehrer-Interaktion abgleitet. Dies kann z. B. passieren, wenn Sie Formulierungen verwenden wie „Gut gemacht!", „Das haben Sie schön gemacht!".

Besser ist es, die genaue Leistung des Patienten zu würdigen und dabei auch den Bezug für die Ziele des Patienten zu betonen: „Ich freue mich darüber, dass Sie das Protokoll letzte Woche so sorgfältig ausgefüllt haben. Das erleichtert es uns, damit weiter zu arbeiten." Die Verstärkung sollte also eher auf partnerschaftlicher Ebene erfolgen – der Therapeut freut sich mit darüber, dass der Patient einen Fortschritt gemacht hat – als auf einer hierarchischen, bei der sich der Therapeut darüber freut, dass die Aufgaben erledigt wurden. Bei der Formulierung von Lob sollte auch immer darauf geachtet werden, dass es für den Patienten annehmbar ist. Hat ein Patient sehr hohe Leis-

tungsstandards, sollte er beispielsweise nicht für das Ausfüllen eines Fragebogens gelobt werden, da er dies als Herabsetzung seiner Fähigkeiten wahrnehmen könnte. Statt dessen sollten die Aspekte herausgearbeitet werden, die auch tatsächlich eine Herausforderung für den Patienten darstellen. Falls sich Patienten insgesamt schwer tun mit der Annahme von Lob oder Verstärkung, kann auch dies mit aufgegriffen werden. Der Patient kann dann selbst entscheiden, ob er das Lob annehmen will oder nicht.

> „Ich finde es wirklich bemerkenswert, dass Sie es innerhalb der kurzen Zeit zweimal geschafft haben, entgegen Ihrem ersten Impuls zu handeln – ich weiß, dass Sie das vermutlich eher als selbstverständlich ansehen, aber aus meiner Sicht stellt das wirklich eine Leistung dar."

Wichtig ist, alle Ansätze der Aufgabenerledigung zu würdigen – und sei es, dass ein Patient auch nur daran gedacht hat, die Aufgabe zu erledigen. Im Sinne des Shaping wird somit eine erwünschte Verhaltensweise immer weiter verstärkt. Der Patient sollte nicht das Gefühl haben, dass nur perfekt erledigte Aufgaben zählen – selbst kleine Versuche in Richtung der Hausaufgabe verdienen Respekt, insbesondere, wenn sie dem Patienten sehr schwerfallen. Darunter fallen natürlich auch Aufgaben, die der Patient abändert, oder Aufgaben, die sich der Patient selbst ausgedacht hat.

4.7 Auswertung der Aufgabe und Integration der Ergebnisse in den Therapieverlauf

Diesem Abschnitt kommt letztlich die größte Bedeutung für den gesamten Hausaufgabenprozess zu: Die Aufgabe wird inhaltlich ausgewertet und in den therapeutischen Prozess eingeordnet.

Dabei wird besprochen, was die Aufgabe an neuen emotionalen und weiteren Lernerfahrungen gebracht hat. Dies kann z. B. durch folgende Fragen eingeleitet werden:
- Was haben Sie aus dieser Aufgabe für Ihr Therapieziel mitnehmen können?
- Was können Sie aus dieser Aufgabe lernen, dass Ihnen hilft, sich im Alltag wieder besser zu fühlen?

– Haben Sie nach dieser Aufgabe Ideen für weitere Übungen, die Ihnen helfen, Ihr Problem zügig und gründlich zu bewältigen?

Für die inhaltliche Auswertung und Nachbereitung gibt es keinen Leitfaden, da jede Hausaufgabe ihre eigene Funktion im therapeutischen Prozess des jeweiligen Individuums hat. Allgemein sollte jedoch aus fast jeder Aufgabe eine Erkenntnis zu formulieren sein. Hier gilt es für den Therapeuten besonders darauf zu achten, ob die Schlussfolgerungen des Patienten mit den tatsächlichen Ergebnissen der Aufgabe vereinbar sind – unter Umständen können besonders in frühen Therapiephasen Denkfehler oder Wahrnehmungsverzerrungen auch zu unangemessenen Folgerungen führen.

Der Umgang mit diesem und weiteren Schwierigkeiten bei der Integration der Aufgabenergebnisse in die Therapie wird im Folgenden thematisiert:
– *Was tue ich, wenn mein Patient ungerechtfertigte Schlussfolgerungen aus einer Hausaufgabe zieht?*
Hier sollte zunächst geklärt werden, wie der Patient zu diesen Schlussfolgerungen gelangt ist. Fehlen dem Therapeuten vielleicht einfach noch Informationen zum Verlauf einer Übung oder liegen tatsächlich Denk- oder Wahrnehmungsverzerrungen auf Seiten des Patienten vor?
Ist letzteres der Fall, sollten die Folgerungen des Patienten in der Regel nicht einfach stehen gelassen werden – auch wenn verzerrtes Denken noch kein Thema in der Therapie gewesen ist. Hier sollte mit Hilfe kognitiver Techniken zumindest eine Alternativerklärung erarbeitet werden, auch wenn diese noch nicht ins Denken des Patienten verankert werden kann, sondern erst einmal als reine Möglichkeit dargestellt wird – gegebenenfalls kann zu einem späteren Zeitpunkt der Therapie noch einmal Bezug darauf genommen werden, indem der Therapeut den Patienten um eine Neueinschätzung der Ergebnisse bittet.
Ein zweiter wichtiger Aspekt bei der Besprechung ungerechtfertigter Schlussfolgerungen kann die Frage sein, was diese Schlussfolgerung für die Weiterführung der Therapie bedeutet. Stellt der Patient aufgrund seiner Folgerung das Vorgehen der Therapie oder die Therapie an sich in Frage? Hier muss eventuell noch einmal das Modell des therapeutischen Veränderungsprozesses wiederholt werden.

– *Was tue ich, wenn mein Patient trotz vereinbarungsgerechter Aufgabenerledigung keine Schlussfolgerungen aus der Aufgabe zieht?*
Einigen Patienten fällt es schwer, Erkenntnisse aus Übungen oder Aufgaben zu formulieren. Dabei muss zunächst geprüft werden, ob die Aufgabe eventuell tatsächlich ungünstig formuliert war und keinen direkten Erkenntnisgewinn ermöglichte. In diesem Fall sollte der Therapeut die Verantwortung für die Aufgabe übernehmen und die dahinter stehenden Ziele wiederholen. Gemeinsam mit dem Patienten sollte nun überlegt werden, wie das Erreichen dieser Ziele ermöglicht werden könnte. Falls die Aufgabe prinzipiell mit der Zielsetzung des Patienten übereinstimmt, sollte geprüft werden, ob der Zusammenhang zwischen Hausaufgaben und Therapie-Erfolg eventuell nicht mehr genügend präsent ist und der Erneuerung bedarf.
War die Aufgabe zielkonform formuliert und ein Erfahrungsgewinn prinzipiell möglich (oder wird er nach Schilderung des Patienten vom Therapeuten sogar angenommen), sollte hinterfragt werden, warum der Patient keine Schlussfolgerungen aus der Übung zieht. Fehlen ihm vielleicht die (intellektuellen) Fähigkeiten? Kann er seine Schlussfolgerungen nur schwer verbalisieren? Oder „weigert" sich der Patient, explizite Aussagen zu machen, weil er das für albern oder unnütz hält? Tritt dies mehrfach auf, sollte auf jeden Fall durch den Therapeuten geprüft werden, ob die Voraussetzungen für eine ambulante Psychotherapie tatsächlich erfüllt sind. Dies sollte auch explizit mit dem Patienten besprochen werden, da jeder dieser Faktoren mit einer ungünstigen Prognose verbunden ist.

– *Was tue ich, wenn mein Patient einen Rückschlag während der Hausaufgabenerledigung erlebt hat oder aufgrund der Hausaufgabe die zugrunde liegende Veränderungsstrategie in Frage stellt?*
Selbst unter Berücksichtigung aller in der Literatur und hier gegebenen Empfehlungen zum Einsatz von Hausaufgaben wird es vorkommen, dass ein Patient an der Aufgabenerledigung scheitert oder ungünstige Erfahrungen macht – insbesondere im Bereich zwischenmenschlicher Interaktion ist der Ausgang vereinbarter Übungen häufig schlecht antizipierbar. Obwohl man beispielsweise im Allgemeinen davon ausgeht, dass die Mehrzahl der Befragten keine negativen Assoziationen zum Stottern haben,

kann eine vom Patienten durchgeführte Befragung ergeben, dass 60 % der Leute Stotterer für weniger intelligent halten.

Die Schlussfolgerungen des Patienten sind dabei auf jeden Fall ernst zu nehmen! Darüber hinaus sollte versucht werden, die Erlebnisse in das therapeutische Veränderungsmodell einzuordnen, indem folgende Fragen beantwortet werden: Was genau ist passiert? Was hat dazu geführt, dass es zu diesem Ergebnis gekommen ist? Wäre unter anderen Bedingungen ein anderes Ergebnis denkbar gewesen? Was heißt das für den weiteren Therapieverlauf? Eine optimale Bearbeitung der Hausaufgabe sollte damit enden, dass die Aufgabe – gegebenenfalls unter Veränderung der Ausgangsbedingungen – wiederholt wird. Kam die ungünstige Erfahrung auch durch Missverständnisse bei der Vorbesprechung zustande, sollte der Therapeut hierfür die Verantwortung übernehmen.

Verläuft der Prozess der Auswertung ohne Probleme, ergeben sich idealerweise aus der Hausaufgabenbesprechung bereits weitere Aufgaben – insbesondere zur Vertiefung und Festigung des Gelernten. Aber auch bei Nichterledigung oder Modifikationen der vereinbarten Aufgabe kann hier die Erledigung der Aufgabe unter veränderten Bedingungen besprochen werden.

Letztlich soll dieser Abschnitt des Hausaufgabenprozesses die stärkste Motivation für die Durchführung von Hausaufgaben in der Therapie bringen, nämlich die Wahrnehmung einer Veränderung an sich. Die Auswertung der Aufgabe sollte daher auf keinen Fall ausgelassen werden!

Kasten 13 fasst die wichtigsten Empfehlungen für die Nachbesprechung von Hausaufgaben zusammen.

Kasten 13:
Regeln für die Nachbesprechung von Hausaufgaben

Bei der Nachbesprechung von Hausaufgaben sind insbesondere die folgenden Empfehlungen hervorzuheben:
- Alle Hausaufgaben möglichst zum vereinbarten Termin nachbesprechen;
- Alle Ansätze der Aufgabenerledigung würdigen und verstärken;
- Gründe für Nichterledigung bzw. Veränderungen an der Aufgabenstellung explorieren, Nichterledigung als Teil des therapeutischen Prozesses einordnen;
- Schlussfolgerungen und Erkenntnisse aus der Übung explizit formulieren und in den Kontext der Therapieziele einordnen.

Kapitel 5

Individuelle Anpassungen

Im Kapitel 2.4 wurde bereits erläutert, dass die Aufgabe neben der Passung zu Therapieinhalten und -zielen auch an die persönlichen Eigenheiten des Patienten angepasst werden sollte. Einige häufige Modifikationen sollen hier daher noch einmal vertieft werden:

– *„Mein Patient hat ein geringes Bildungsniveau und tut sich extrem schwer dabei, Dinge aufzuschreiben."*

Bei Patienten, die aus Sorge vor möglichen Fehlern oder mangelnder Gewohnheit nicht gern schreiben, kann eine Lösung darin bestehen, dass der Patient die schriftlichen Aufgaben nur für sich selbst bearbeitet. In der Sitzung berichtet der Patient dann nur, was aufgeschrieben wurde, ohne dem Therapeuten das Geschriebene zu zeigen. Gemeinsam mit dem Patienten sollte besprochen werden, warum die Aufgaben nicht einfach ohne Niederschrift erledigt werden können: Schriftliche Aufzeichnungen fördern schlicht und einfach den Erinnerungsprozess und stellen so vor allem für die Zeit nach der Therapie eine wichtige Hilfe dar.

Hat der Patient tatsächlich Schwierigkeiten mit dem Schreiben, kann auch vereinbart werden, dass nur kurze Stichworte notiert werden, dass der Patient jemanden bittet, ihm beim Schreiben zu unterstützen, oder dass der Patient seine Notizen auf Tonband spricht, falls dies technisch möglich ist.

– *„Mein Patient hat eine andere Muttersprache als deutsch. Die Therapie findet zwar auf deutsch statt, aber der Patient ist schriftlich sehr unsicher."*

Hier kann vereinbart werden, dass die Aufgaben in der Muttersprache ausgeführt werden und der Patient dann während der Sitzung erläutert, was dort steht.

– *„Mein Patient hat ein stark medizinisch geprägtes Krankheits- und Therapiebild. Er macht alles, was ich sage, aber ich habe nicht den Eindruck, dass er daraus etwas lernt."*

Als Therapeut findet man es häufig erfreulich, wenn Patienten alles genauso umsetzen, wie man es ihnen vorgeschlagen hat – zumal diese hoch komplianten Patienten dem Therapeuten häufig noch das Gefühl geben, unfehlbar und der Retter in der Not zu sein. In den meisten Fällen beschleicht den Therapeuten jedoch bald das Gefühl, dass der Patient auf lange Sicht nicht wirklich von der Behandlung profitiert. Für diese Patienten sind Hausaufgaben häufig etwas, was sie für ihren Therapeuten tun bzw. abarbeiten, weil es zur Behandlung gehört – ohne dass eine ernsthafte Auseinandersetzung mit dem jeweiligen Thema stattfindet. Wenn ein solcher Eindruck entsteht, sollte dies auf einer Meta-Ebene unbedingt offen angesprochen werden. Spätestens in der zweiten Hälfte der Therapie sollte dadurch interveniert werden, dass Hausaufgaben stärker in die Verantwortung des Patienten gestellt werden. Der Patient wird angeleitet, selbst Aufgaben zu planen und zu entwickeln, die seiner Meinung nach zur Vertiefung der Therapieinhalte günstig wären (natürlich sollte der Therapeut prüfen, ob dies tatsächlich der Fall ist). Gegebenenfalls kann auch überlegt werden, wie die intrinsische Motivation des Patienten zur Aufgabenerledigung gesteigert werden kann, z. B. indem der Patient überlegt, wie er sich selbst für die Aufgabenerledigung belohnen kann. Am besten geeignet sind natürlich Aufgaben, die eine sofortige Wirkung zeigen – dies ist jedoch leider nicht immer realisierbar.

Zusammenfassung von Teil II:

Hausaufgaben effektiv einsetzen

Anhand eines Modells mit mehreren Teilschritten, die den Prozess der Entwicklung, Vergabe und Besprechung eine Hausaufgabe abbilden, lassen sich eine Reihe von Hinweisen für einen möglichst gewinnbringenden Einsatz von Hausaufgaben in der therapeutischen Praxis formulieren. Dazu gehören:

1. Hausaufgaben sollten bereits zu Beginn der Therapie als fester Bestandteil der Behandlung beschrieben und eingeführt werden.
2. Hausaufgaben sollten spezifisch und therapiezielorientiert sein, d. h. während der Aufgabenvereinbarung sollten Fragen, wie „Was ist wann, wo, wie, wie lange und wie oft zu tun?" geklärt und der Bezug zu den individuellen Therapiezielen des Patienten hergestellt werden.
3. Die Aufgabe sollte auf jeden Fall im vorgesehenen Zeitraum durch den Patienten bewältigbar sein. Zur Absicherung dieser Voraussetzung empfiehlt es sich, den Patienten Schwierigkeit und Wahrscheinlichkeit der Aufgabenerledigung einschätzen zu lassen. Beurteilt der Patient selbst die Aufgabenerledigung als unwahrscheinlich, sollten Gründe dafür exploriert und die Aufgabe ggf. angepasst werden.
4. Es sollten für den Patienten schriftliche Materialien, wie eine Notiz mit den spezifischen Anweisungen für die Aufgabe, Protokollbögen oder Arbeitsblätter bereitgestellt werden. Der Therapeut sollte sich die Aufgabe ebenfalls notieren.
5. Jede Aufgabe sollte zum vereinbarten Zeitpunkt nachbesprochen werden.
6. Die Erledigung der Aufgabe sowie alle Ansätze der Aufgabenerledigung sollten durch den Therapeuten gewürdigt und verstärkt werden.
7. Umgesetzte Aufgaben sollten in Bezug auf die Ziele der Übung sowie in Bezug auf die übergreifenden Therapieziele nachbesprochen werden.

Die Berücksichtigung dieser Empfehlungen ist natürlich keine Garantie für einen reibungs- und problemlosen Ablauf aller in einer Therapie geplanten Hausaufgaben. Dabei sollte jedoch auch immer bedacht werden, dass Probleme beim Einsatz von Hausaufgaben wichtige Informationen für das Fallkonzept oder den Verlauf der Therapie beinhalten. Insgesamt sind therapeutische Hausaufgaben damit nicht nur als wesentliches Mittel zur Gestaltung eines Transfers aus Therapiesetting in den Alltag des Patienten zu sehen, sondern auch als Bereicherung im allgemeinen Therapiegeschehen.

TEIL III:
Materialiensammlung

Teil III des Buches enthält Protokoll- und Arbeitsblätter für die Vergabe therapeutischer Hausaufgaben. Da sich schriftliche Notizen und Arbeitsblätter nachweislich positiv auf die Erledigung der therapeutischen Aufgaben auswirken (vgl. Seite 33), möchten wir Sie auf diese Weise dabei unterstützen, so häufig wie möglich schriftliche Materialien für Hausaufgaben zu verwenden. Natürlich können Sie auch selbst für die Aufgaben, die Sie vergeben, Materialien entwickeln. Im Arbeitsalltag ist dies jedoch oft schwer umzusetzen, so dass wir Ihnen mit unseren Arbeitsblättern die Arbeit erleichtern wollen. Alle Materialien sind sowohl als Kopiervorlage abgedruckt sowie zusätzlich als PDF-Dokument zum Ausdrucken auf der beigelegten CD-ROM enthalten.

Die Reihenfolge der Arbeitsblätter orientiert sich am Therapieverlauf, d. h. im ersten Abschnitt stellen wir Arbeitsblätter vor, die vor allem während der diagnostischen Phase eingesetzt werden. Danach folgen fünf Arbeitsblätter, die generell zur Unterstützung des therapeutischen Prozesses eingesetzt werden können. Im dritten Abschnitt folgen Materialien, die spezifische Aufgaben während des Therapieprozesses unterstützen. Im letzten Abschnitt stellen wir Arbeitsblätter vor, die sich auf das Therapieende und rückfallprophylaktische Maßnahmen konzentrieren (vgl. Tabelle 7). Natürlich können Sie die Arbeitsblätter auch außerhalb des von uns zugeordneten Therapieabschnittes einsetzen, diese Zuordnung stellt lediglich eine Hilfe zur besseren Orientierung dar.

Tabelle 7:
Übersicht über die im Buch enthaltenen Arbeitsblätter und Zuordnung zu Therapieabschnitten

1. Diagnostik	1.1	Fragebogen zur Lebensgeschichte
	1.2	Biografischer Überblick
	1.3	Bereichsspezifische Ziele
	1.4	Veränderungsanalyse
	1.5	Therapieziele genau beschreiben
	1.6	Aktivitäts- und Stimmungstagebuch
	1.7	Protokoll negativer Gedanken und Gefühle
	1.8	Wie drückt sich Angst bei mir aus?
	1.9	Aktivitätstagebuch
	1.10	Panik- und Aktivitätstagebuch
	1.11	Angststufen
	1.12	Einflussfaktoren auf die Angst
	1.13	Gegenmaßnahmen bei Zwangshandlungen
	1.14	Symptomtagebuch
	1.15	Ernährungstagebuch
	1.16	Schmerzbeobachtung
	1.17	Tagebuch Verhaltensgewohnheiten
	1.18	Schlafzeiten
	1.19	Schlafqualität

Tabelle 7 (Fortsetzung):
Übersicht über die im Buch enthaltenen Arbeitsblätter und Zuordnung zu Therapieabschnitten

2. Allgemeine Hilfen	2.1	Therapieinformation
	2.2	Erinnerungshilfe für Hausaufgaben
	2.3	Stundenbogen zur Nachbereitung der Therapiesitzung
	2.4	Zeit zwischen den Sitzungen
	2.5	Fragebogen zur Beurteilung von Hausaufgaben
3. Therapieverlauf	3.1	4-Ebenen-Modell
	3.2	Gewöhnung an Symptome
	3.3	Konfrontationsübungen mit Angstverlaufskurven
	3.4	Konfrontationsübungen
	3.5	Konfrontationsübungen bei Zwängen
	3.6	Entspannungsprotokoll
	3.7	Positive Erlebnisse
	3.8	Positive Eigenschaften
	3.9	Neue Denk- und Verhaltensweisen zur Gewohnheit werden lassen
	3.10	Ungünstige Denkstile
	3.11	Entkatastrophisieren
	3.12	Hinterfragen von Gedanken
	3.13	Veränderung ungünstiger Gedanken
	3.14	Nützliche und unnütze Sorgen
	3.15	Grübelzeit
	3.16	Realitätsprüfung
	3.17	Entscheidungshilfe
4. Therapieende	4.1	Was habe ich in der Therapie gelernt?
	4.2	Werkzeugkasten
	4.3	Ziele für die Zunkunft
	4.4	Umgang mit kritischen Situationen
	4.5	Gegenmittel
	4.6	Selbstbeobachtung nach der Therapie

Für jedes der bereitgestellten Arbeitsblätter erfolgt eine kurze Beschreibung der dazugehörigen Übung sowie der Ziele, der eventuellen Einschränkungen und der Einsatzmöglichkeiten der Übung. Zuletzt werden jeweils Hinweise für die Vergabe und die Besprechung der durch das Arbeitsblatt unterstützten Aufgabe gegeben. Da wir davon ausgehen, dass manche Leser vielleicht nur einzelne Blätter verwenden wollen, haben wir ähnliche Informationen für jedes Blatt neu aufgeführt.

Im Anhang des Buches finden Sie eine weitere Auflistung, die neben dem Titel des Arbeitsblatts auch die dazugehörige Aufgabe und den angesprochenen Problembereich enthält. Dies soll es Ihnen erleichtern, ein bestimmtes Arbeitsblatt schnell zu finden.

Arbeitsblatt 1.1:

Fragebogen zur Lebensgeschichte

Zugehörige therapeutische Aufgabe:

Sammlung biografischer und soziodemografischer Angaben.

Ziele der Aufgabe:

Für den Therapeuten: Ergänzung und Systematisierung der Anamnese, Basis für vertiefte Exploration möglicher problematischer Bereiche.

Für den Patienten: Unterstützung von Anamneseerhebung und Diagnostik.

Wann kann das Arbeitsblatt eingesetzt werden?

Das Arbeitsblatt kann bei allen Patienten eingesetzt werden.

Wie soll das Arbeitsblatt ausgefüllt werden?

Das Arbeitsblatt wird in der Regel während der probatorischen Sitzungen vom Patienten zu Hause bearbeitet.

Wann/wie oft soll das Arbeitsblatt ausgefüllt werden?

Der Anamnesebogen wird ein Mal bearbeitet. Weil er relativ umfangreich ist, kann u. U. eine längere Bearbeitungszeit oder das Bearbeiten von einzelnen Teilen vereinbart werden.

Worauf ist bei der Vergabe zu achten?

Da der Bogen relativ umfangreich ist, sollte die Bedeutung des Arbeitsblattes und der Nutzen für die weitere Behandlung besonders betont werden. Falls der Patient Bedenken hat, bestimmte Fragen zu beantworten, sollte die Freiwilligkeit der Angaben betont werden. Auf der anderen Seite sollte deutlich gemacht werden, dass nur in Bereichen, zu denen Informationen vorliegen, Änderungen erreicht werden können und dass sich das Aussparen bestimmter Bereiche möglicherweise auch auf den zentralen Problembereich auswirken kann.

Da dies häufig eine der ersten Hausaufgaben im Therapieverlauf ist, eignet sich dieser Anlass gut, um auf die Bedeutung der Mithilfe des Patienten für den Therapieverlauf und -Erfolg hinzuweisen.

Worauf ist bei der Besprechung zu achten?

Auch bei der Besprechung sollte erneut die Wichtigkeit der gemachten Angaben betont werden. Falls Bereiche nicht oder nur lückenhaft bearbeitet wurden, sollte nachgefragt werden. Zur Würdigung der Informationen und der Mithilfe des Patienten kann beispielsweise der Bogen kurz gemeinsam durchgegangen werden. Dabei sollte der Therapeut die beschriebenen Erfahrungen kurz zusammenfassen. Falls problematische Bereiche auftauchen, sollte darauf verwiesen werden, dass auf diese später im Verlauf der Therapie eingegangen wird – außer natürlich wenn von Seiten des Therapeuten oder des Patienten der Bedarf gesehen oder geäußert wird, dies gleich zu besprechen, z. B. wenn beim Aufschreiben traumatische Erlebnisse wieder stärker ins Bewusstsein getreten sind, die nun deutliche Belastung hervorrufen.

Falls an dieser Stelle bereits massive Adhärenz-Probleme auftreten, ist dies mit Hinblick auf den weiteren Verlauf und die Prognose der Behandlung zu thematisieren.

Fragebogen zur Lebensgeschichte

Dieser Fragebogen bietet die Möglichkeit, ein erstes Bild Ihres bisherigen und gegenwärtigen Lebens zu vermitteln. Auf diese Weise können Sie zu einem besseren Verständnis Ihrer Probleme beitragen.

1. Allgemeine Entwicklung

Unterstreichen Sie bitte alles, was in Ihrer Kindheit vorgekommen ist:

Nächtliches Aufschrecken, Bettnässen, Schlafwandeln, Daumenlutschen, Nägelkauen, Stottern, Ängste, Hemmungen, Schulschwierigkeiten, Erziehungsschwierigkeiten (z. B. Fortlaufen, Stehlen, Lügen)

Gab es ernstere Erkrankungen, Unfälle, Operationen oder Anfälle während Ihrer Kindheit und Jugendzeit? Wenn ja, welche?

_____

_____

_____

Wichtige Ereignisse oder Erlebnisse während Ihrer Kindheit:

_____

_____

_____

Beziehung zu den Mitschülern:

_____

_____

_____

Hauptsächliche Spiele, Hobbys, Interessen, sportliche Betätigung usw. während der Kindheit und Jugendzeit:

_____

_____

_____

Gegenwärtige Interessen, Hobbys u. a.:

_____

_____

_____

Gab es Besonderheiten in Ihrer Schullaufbahn (z. B. besondere Begabungen, häufige Schulwechsel, Wiederholen einer Klasse)?

_____

_____

_____

2. Familie/Bezugspersonen

Vater

Alter: _____   Beruf: _____

Gesundheit: _____

Mutter

Alter: _____   Beruf: _____

Gesundheit: _____

Geschwister

Zahl der Brüder: _____   ihr Alter: _____

Zahl der Schwestern: _____   ihr Alter: _____

Wie war die Beziehung zu Ihren Geschwistern?

früher:

_____

_____

heute:

_____

_____

Wenn Sie einen Stiefvater oder eine Stiefmutter hatten, wie alt waren Sie bei der Wiederverheiratung bzw. bei der Heirat?

_____

_____

_____

Wenn Ihre Eltern Sie nicht großgezogen haben, wer hat Sie großgezogen und in welchem Zeitraum war das?

_____

_____

_____

Beschreiben Sie bitte Ihren Vater (bzw. Pflegevater) näher.
Seine Persönlichkeitseigenschaften – seine Einstellung Ihnen gegenüber:

früher:

_____

_____

heute:

_____

_____

Beschreiben Sie bitte Ihre Mutter (bzw. Pflegemutter) näher.
Ihre Persönlichkeitseigenschaften – ihre Einstellung Ihnen gegenüber:

früher:

_____

_____

heute:

_____

_____

Versuchen Sie bitte ein Bild von der Atmosphäre Ihres Elternhauses zu geben (d. h. wo Sie
aufgewachsen sind):

_____

_____

_____

Wie sind Ihre Eltern miteinander ausgekommen?

_____

_____

_____

Wie sind Ihre Eltern mit den Kindern ausgekommen?

_____

_____

_____

Welches sind die wichtigsten Menschen (Bezugspersonen) in Ihrem Leben?

_____

_____

_____

Hier können Sie wichtige Erfahrungen und Erlebnisse in Ihrem Leben ergänzen, die für Sie bedeutsam waren und die Sie noch nicht erwähnt haben (z. B. Erlebnisse, die Sie geprägt haben oder Erlebnisse, die Ihnen Angst oder Kummer bereitet haben):

_____

_____

_____

3. Ehe bzw. jetzige Partnerschaft

Partner/Partnerin

Alter: _____   Beruf: _____

Persönlichkeitseigenschaften: _____

Auf welchen Gebieten gibt es Übereinstimmungen?

_____

_____

_____

Auf welchen Gebieten gibt es Meinungsverschiedenheiten?

_____

_____

_____

Berichten Sie bitte Besonderheiten über evtl. frühere Ehen oder Partnerschaften:

_____

_____

_____

4. Selbstbeschreibung

(Fassen Sie dies als einen Versuch auf, schreiben Sie ohne langes Überlegen einige Stichworte dazu auf.)

Wie würden Sie beschrieben oder geschildert werden

… von Ihrem (Ehe-)Partner oder von Ihrem besten Freund/Freundin:

_____

_____

_____

_____

_____

… von jemandem, der Sie nicht mag und nur Ihre schlechten Eigenschaften sieht:

_____

_____

_____

_____

_____

… von sich selbst:

_____

_____

_____

_____

_____

Welche Erwartungen haben Sie für Ihre nächste und fernere Zukunft?

_____

_____

_____

_____

Arbeitsblatt 1.2:

Biografischer Überblick

Zugehörige therapeutische Aufgabe:

Strukturieren relevanter Ereignisse der Lebens- sowie der Krankheitsgeschichte.

Ziele der Aufgabe:

Für den Therapeuten: Systematisierung der Anamnese; Überblick über die individuelle Entwicklung, besondere Lebensereignisse sowie mögliche Zusammenhänge mit der Symptomatik.

Für den Patienten: Unterstützung der Diagnostik; Systematisierung der Anamnese.

Wann kann das Arbeitsblatt eingesetzt werden?

Das Arbeitsblatt kann bei allen Patienten eingesetzt werden.

Wie soll das Arbeitsblatt ausgefüllt werden?

Der Patient soll in das Arbeitsblatt relevante Ereignisse aus seinem Lebenslauf eintragen. Für einen besseren Überblick sind zwei Spalten vorgesehen: In der Spalte „Lebensereignisse" sollen Ereignisse eingetragen werden, die den individuellen Lebenslauf beschreiben. Die Spalte „Problembezogene Ereignisse" ist für Ereignisse bzw. Erlebnisse vorgesehen, die mit dem in der Behandlung vorrangigen Problem zusammenhängen. Falls es mehrere Behandlungsschwerpunkte gibt, kann es hilfreich sein, diese zunächst auf getrennten Blättern abzubilden, und sie erst danach in eine Spalte zu übertragen. Das Arbeitsblatt kann entweder „spaltenweise", d. h. getrennt nach den beiden inhaltlichen Schwerpunkten „allgemeine Lebensereignisse" und „problembezogene Ereignisse" oder „zeilenweise", d. h. entsprechend der zeitlichen Entwicklung ausgefüllt werden.

An Patienten, die jünger als 30 Jahre sind, muss nur das erste der beiden Arbeitsblätter ausgegeben werden.

Wann/wie oft soll das Arbeitsblatt ausgefüllt werden?

Das Arbeitsblatt wird in der Regel im Rahmen der Erhebung der individuellen Krankheitsgeschichte ausgefüllt. Bei Bedarf können später Ergänzungen vorgenommen werden.

Worauf ist bei der Vergabe zu achten?

Bei der Vergabe sollte anhand von Beispielen genau verdeutlicht werden, welche Ereignisse in den Überblick eingetragen werden. So ist es beispielsweise viel zu aufwendig, jede kleinere Reise dort zu vermerken. Wenn allerdings im Zusammenhang mit einer solchen Reise das behandlungsrelevante Problem erstmals auftrat oder sich verschlimmerte, ist die Eintragung der Reise bedeutsam. Vor der Vergabe des Blattes sollte also aus den Vorgesprächen schon erstes anamnestisches Wissen über die Person vorliegen.

Da dies häufig eine der ersten Hausaufgaben im Therapieverlauf ist, eignet sich dieser Anlass gut, um auf die Bedeutung der Mithilfe des Patienten für den Therapieverlauf und -Erfolg hinzuweisen.

Worauf ist bei der Besprechung zu achten?

Da es bei dieser Aufgabe keine festen Erfolgskriterien gibt, sollte in jedem Fall eine individuelle Rückmeldung zur Aufgabe erfolgen, so dass der Patient einschätzen kann, ob die Aufgabe schlecht, gut oder sogar übererfüllt wurde. Falls an dieser Stelle bereits massive Adhärenz-Probleme auftreten, ist dies mit Hinblick auf den weiteren Verlauf und die Prognose der Behandlung zu thematisieren.

Biografischer Überblick

Zeit	Lebensereignisse	Problembezogene Ereignisse
	z. B. Einschulung, Berufsausbildung, Partnerschaften, Operationen, …	z. B. erster Angstanfall, vorherige Therapien, …
Geburt		
5 J.		
10 J.		
15 J.		
20 J.		
25 J.		
30 J.		

Biografischer Überblick (Fortsetzung)

Zeit	Lebensereignisse z. B. Einschulung, Berufsausbildung, Partnerschaften, Operationen, …	Problembezogene Ereignisse z. B. erster Angstanfall, vorherige Therapien, …
35 J.		
40 J.		
45 J.		
50 J.		
55 J.		
60 J.		
65 J.		
70 J.		

Arbeitsblatt 1.3:

Bereichsspezifische Ziele

Zugehörige therapeutische Aufgabe:

Hinterfragen von Zielvorstellungen für einzelne Lebensbereiche.

Ziele der Aufgabe:

Für den Therapeuten: Zielfindungsprozess für die Therapie unterstützen.

Für den Patienten: Reflektieren eigener Vorstellungen und Wünsche in den Lebensbereichen Beruf, Freizeit und Partnerschaft.

Wann kann das Arbeitsblatt eingesetzt werden?

Das Arbeitsblatt kann bei allen Patienten eingesetzt werden.

Wie soll das Arbeitsblatt ausgefüllt werden?

Da das Arbeitsblatt als Denkanstoß gedacht ist, gibt es keine spezifischen Anweisungen für das Ausfüllen. Der Patient kann ermutigt werden, auch Gedanken, die über die Fragen auf dem Arbeitsblatt hinausgehen, zu notieren.

Wann/wie oft soll das Arbeitsblatt ausgefüllt werden?

Das Arbeitsblatt wird einmalig eingesetzt.

Worauf ist bei der Vergabe zu achten?

Die Hausaufgabe kann bei Patienten ohne klar definierten Problembereich eingesetzt werden, bzw. wenn der Patient nur sehr vage Vorstellungen über tatsächlich mögliche Veränderungen hat. Ziel der Hausaufgabe sollte nicht primär die Festlegung von Therapiezielen sein, sondern sie sollte einen Denkprozess über die derzeitige Situation und Folgen möglicher Veränderungen in einzelnen Lebensbereichen anstoßen. Es müssen dabei nicht immer alle Lebensbereiche Bestandteil der Hausaufgabe sein; es können auch die Bereiche ausgewählt werden, mit denen der Patient aktuell unzufrieden ist. Konkretere Ziele können mit Hilfe des Arbeitsblatts 1.5 genauer spezifiziert werden.

Worauf ist bei der Besprechung zu achten?

Die Ergebnisse der Hausaufgabe können zur Spezifizierung von Problembereichen oder Zielen für die Therapie genutzt werden, das Arbeitsblatt ersetzt jedoch nicht die Vereinbarung tatsächlicher Therapieziele.

Arbeitsblatt „Berufliche Ziele"

1. Was ist mir wichtig im Beruf?

_____

_____

_____

2. Was tut mir gut?

_____

_____

_____

3. Was tut mir nicht gut?

_____

_____

_____

4. Was erwarte ich von anderen Personen im beruflichen Umfeld?

_____

_____

_____

5. Was würde mir fehlen, wenn es nicht da wäre?

_____

_____

_____

6. Was stört oder ärgert mich im Beruf?

_____

_____

_____

Bitte denken Sie daran, das Arbeitsblatt zur nächsten Stunde wieder mitzubringen!

Arbeitsblatt „Freizeit"

1. Was ist mir wichtig in meiner Freizeit?

_____

_____

_____

2. Was tut mir gut?

_____

_____

_____

3. Was tut mir nicht gut?

_____

_____

_____

4. Was würde ich gern einmal ausprobieren?

_____

_____

_____

5. Was würde mir fehlen, wenn es nicht da wäre?

_____

_____

_____

6. Über welche Veränderungen würde ich mich freuen?

_____

_____

_____

Bitte denken Sie daran, das Arbeitsblatt zur nächsten Stunde wieder mitzubringen!

Arbeitsblatt „Partnerschaft"

1. Was ist mir wichtig in einer Beziehung/Partnerschaft?

_____

_____

_____

2. Was tut mir gut in einer Partnerschaft?

_____

_____

_____

3. Was tut mir nicht gut?

_____

_____

_____

4. Was möchte ich von meinem Partner?

_____

_____

_____

5. Was würde mir fehlen, wenn es nicht da wäre?

_____

_____

_____

6. Welches Verhalten meines Partners würde mich stören oder ärgern?

_____

_____

_____

Bitte denken Sie daran, das Arbeitsblatt zur nächsten Stunde wieder mitzubringen!

Arbeitsblatt 1.4:

Veränderungsanalyse

Zugehörige therapeutische Aufgabe:

Reflektieren über Implikationen von Veränderungen in einem Lebensbereich.

Ziele der Aufgabe:

Für den Therapeuten: Unterstützung des Zielfindungsprozesses.

Für den Patienten: Reflexionshilfe für die Entscheidung für oder gegen eine mögliche Veränderung.

Wann kann das Arbeitsblatt eingesetzt werden?

Das Arbeitsblatt kann bei allen Patienten eingesetzt werden.

Wie soll das Arbeitsblatt ausgefüllt werden?

Die auf dem Arbeitsblatt aufgeführten Fragen dienen vorrangig als Reflexionshilfe, bieten aber keine erschöpfende Auswahl von Fragen zur klaren Lösung des Entscheidungsdilemmas. Es ist daher wichtig, dass der Patient sich mit jeder der Fragen auseinandersetzt, er kann aber auch darüber hinausgehende Aspekte notieren, die bei der Entscheidung hilfreich sein könnten. Es sollte auch darauf hingewiesen werden, dass die Entscheidung für oder gegen die Veränderung noch nicht unmittelbar Ziel der Aufgabe ist.

Wann/wie oft soll das Arbeitsblatt ausgefüllt werden?

Das Blatt wird einmalig eingesetzt, kann aber über mehrere Tage zusammengetragen bzw. ergänzt werden.

Worauf ist bei der Vergabe zu achten?

Der Bogen kann dann eingesetzt werden, wenn Veränderungsziele miteinander in Konflikt stehen oder der Patient daran zweifelt, ob ein Ziel für ihn hilfreich oder umsetzbar ist. Das Arbeitsblatt soll in solchen Fällen Anregungen geben, Vor- und Nachteile einer Veränderung zunächst systematisch zu sammeln, um sie später gegeneinander abwägen zu können.

Beim Einsatz des Bogens muss darauf geachtet werden, dass nur ein Ziel ausgewählt und betrachtet wird. Entsprechend müssen mehrere Arbeitsblätter ausgegeben werden, falls mehrere Ziele analysiert werden sollen.

Worauf ist bei der Besprechung zu achten?

Die Besprechung des Arbeitsblattes sollte zum Ziel haben, den Patienten bei der Entscheidung für oder gegen das jeweilige Veränderungsziel zu unterstützen. Dabei können noch einmal alle für bzw. gegen die Veränderung sprechenden Aspekte systematisiert und gegeneinander abgewogen werden. Die Entscheidung des Patienten sollte auf jeden Fall zunächst unterstützt werden, selbst wenn sie Therapiezielen entgegensteht. Der Therapeut sollte in diesen Fällen würdigen, dass der Patient gute Gründe für seine Entscheidung hat, dann aber die Konsequenzen für die Therapie (z. B. dass an einem bestimmten Ziel nicht mehr gearbeitet werden kann) ansprechen.

Veränderungsanalyse

Manchmal setzen wir uns sehr langfristige Ziele, aber übersehen dabei, dass unsere Alltagsaktivitäten unsere Fähigkeit beeinflussen, diese Ziele zu erreichen. Es kann sinnvoll sein, sich diesen Zusammenhang zu verdeutlichen.

1. Benennen Sie eine konkrete Sache, die Sie verändern möchten.

_____

_____

2. In welcher Weise behindert Sie die Sache, die Sie verändern möchten, im Moment?

_____

_____

3. Falls es Ihnen gelingt, diese Sache zu verändern, wie wird diese Veränderung beeinflussen, was andere von Ihnen denken?

_____

_____

_____

4. Wie wird diese Veränderung beeinflussen, was Sie selbst von sich denken?

_____

_____

_____

5. Was wird passieren, wenn Sie nichts verändern?

_____

_____

_____

6. Was sagt es über Sie aus, dass Sie diese Veränderung planen?

_____

_____

_____

Bitte denken Sie daran, das ausgefüllte Blatt zur nächsten Stunde mitzubringen!

Arbeitsblatt 1.5:

Therapieziele genau beschreiben

Zugehörige therapeutische Aufgabe:

Spezifizierung der Ziele für die Therapie.

Ziele der Aufgabe:

Für den Therapeuten: Festlegung von Erfolgskriterien, Überprüfung der Angemessenheit der Therapieziele des Patienten und gegebenenfalls Modifikation.

Für den Patienten: Nachdenken über eigene Wünsche und konkrete Ziele für die Therapie.

Wann kann das Arbeitsblatt eingesetzt werden?

Das Arbeitsblatt kann bei allen Patienten eingesetzt werden.

Wie soll das Arbeitsblatt ausgefüllt werden?

Das Arbeitsblatt selbst enthält bereits eine sehr ausführliche Instruktion. Es ist trotzdem wichtig, den Patienten darauf hinzuweisen, dass er möglichst konkrete Verhaltensweisen (z. B. „in einem vollen Bus ohne Begleitung fahren" anstatt „keine Angst mehr in Öffentlichen Verkehrsmitteln") als Erfolgskriterien benennen sollte. Es empfiehlt sich dabei, zunächst den Ausgangszustand, also die Kategorie „0 – erhoffte Veränderung" zu beschreiben, um davon ausgehend günstigere und ungünstigere Ausgänge zu verdeutlichen. Wichtig ist ebenfalls eine Spezifizierung des Zeitraums, in dem die Veränderung erreicht werden soll.

Wann/wie oft soll das Arbeitsblatt ausgefüllt werden?

Das Arbeitsblatt soll einmalig für die jeweils ausgewählten Problembereiche bearbeitet werden. Es kann später in der Therapie für weitere Ziele wiederholt eingesetzt werden.

Worauf ist bei der Vergabe zu achten?

Das Arbeitsblatt kann im Rahmen der Zielfestlegung für die Therapie eingesetzt werden. Im Gegensatz zu Arbeitsblatt 1.3 sollte dieses Arbeitsblatt erst dann eingesetzt werden, wenn bereits klar ist, welche Problembereiche im Rahmen der Therapie bearbeitet werden. Es empfiehlt sich, damit einzuleiten, dass sich der Patient überlegen solle, was genau er durch die Therapie erreichen möchte und woran er erkennen wird, dass er diese Ziele erreicht habe. Die Festlegung spezifischer und konkreter Ziele zu Beginn der Therapie erleichtert später eine Verlaufs- und Erfolgskontrolle, wobei immer berücksichtigt werden muss, dass sich Therapieziele im Verlauf der Therapie auch ändern können. Es hat sich als hilfreich erwiesen, dem Patienten über die Merkmale guter Ziele zu informieren: Ein Ziel sollte konkret und überprüfbar, in beobachtbares Verhalten übertragbar und innerhalb einer absehbaren und festgelegten Zeit erreichbar sein. Ziele, die diesen Kriterien nicht entsprechen, sind entweder zu wenig spezifisch oder müssen in Teilziele untergliedert werden.

Einige Patienten werden vielleicht den Wunsch äußern, mehr als nur drei Lebens- oder Problembereiche zu beschreiben. Der Therapeut sollte darauf mit dem Hinweis reagieren, dass es durchaus verständlich ist, möglichst alle Probleme vollständig aufzuführen, dass diese aber in der Therapie ohnehin nacheinander bearbeitet werden und es daher sinnvoll ist, sich erst auf wenige Ziele zu konzentrieren. Dies sollte jedoch keineswegs bedeuten, dass weitere Ziele nicht zulässig sind. Bei der Auswahl der Bereiche wird der Patient aufgefordert, an die drei für ihn wichtigsten oder belastendsten Problembereiche zu denken. Patienten mit vielen Problembereichen kann darüber hinaus angeboten werden, einen Problemkuchen (Kreisdiagramm) zu zeichnen, in dem allen Problembereichen gemäß ihrer Bedeutsamkeit unterschiedlich große Kuchenstücke zugeordnet werden. Die drei größten Kuchenstücke können dann für die Spezifizierung des Problems mit Hilfe dieses Arbeitsblatts ausgewählt werden. Dabei kann darauf hingewiesen werden, dass diese Ziele innerhalb einer begrenzten Zeit bearbeitet werden sollen, und dass andere Problembereiche in dieser Zeit zurückgestellt, später aber wieder aufgegriffen werden.

Worauf ist bei der Besprechung zu achten?

Bei der Besprechung sollte der Therapeut jeden der benannten Problembereiche mit dem Patienten durchgehen und die Ziele für sich selbst auf Angemessenheit (realistisch durch Therapie zu erreichen?) hinterfragen. Nicht angemessene Ziele müssen angesprochen und die Erwartung des Patienten korrigiert werden. Des Weiteren sollte bei der Besprechung darauf geachtet werden, ob tatsächlich beobachtbares Verhalten als Zielkriterium angegeben wurde. Bestehen die Therapieziele des Patienten hauptsächlich in Gefühlen oder Selbstbewertungen (z. B. „Ich will mich besser verkaufen können" oder „Ich will mich vor Vor-

trägen nicht mehr so schlecht fühlen") sollte mit dem Patienten spezifiziert werden, woran er erkennen würde, dass dieses Ziel erreicht wurde. Insbesondere unrealistische Ziele in Bezug auf Gefühle, wie beispielsweise „Ich will mich nie wieder schlecht fühlen", sollten sofort thematisiert werden. Der Therapeut sollte dabei Verständnis für dieses Ziel zeigen, jedoch auch darauf hinweisen, dass das Ziel leider nicht erreichbar ist. Im Anschluss sollte mit dem Patienten gemeinsam ein angemesseneres Ziel erarbeitet werden.

Es ist zu empfehlen, dass für jeden Zielbereich zumindest ein günstigeres und ein ungünstigeres Ergebnis beschrieben wird, um später die erreichte Veränderung diskutieren zu können. Zum Abschluss des Zielvereinbarungsprozesses sollten diese Ziele gemeinsam für die Therapie beschlossen werden. Das Blatt sollte auf jeden Fall gut aufbewahrt werden, da es im weiteren Therapieverlauf und zu Ende der Therapie herangezogen werden kann, um das Erreichte mit den ursprünglichen Zielen abzugleichen.

Therapieziele genau beschreiben

Bitte geben Sie an, in welchen Lebens- oder Problembereichen Sie sich eine Veränderung durch die Therapie erhoffen. An welchen konkreten und beobachtbaren Verhaltensweisen würden Sie bemerken, dass eine Veränderung eingetreten ist? „0" bezeichnet dabei die Veränderung, die Sie sich durch die Therapie erhoffen. Positive Zahlen geben Veränderungen an, die über das erhoffte Ausmaß der Veränderung hinausgehen, negative Zahlen beschreiben Ergebnisse, die hinter Ihren Erwartungen an die Therapie zurückbleiben. Bitte überlegen Sie auch, bis wann Sie die erhoffte Veränderung erreichen wollen.

Problembereich	Ausmaß der Veränderung	
Bereich 1:	+2	Sehr starke Verbesserung
	+1	Starke Verbesserung
	0	Erhoffte Veränderung
	−1	Geringere Veränderung als erwartet
Bis wann?	−2	Viel geringere Veränderung als erwartet
Bereich 2:	+2	Sehr starke Verbesserung
	+1	Starke Verbesserung
	0	Erhoffte Veränderung
	−1	Geringere Veränderung als erwartet
Bis wann?	−2	Viel geringere Veränderung als erwartet
Bereich 3:	+2	Sehr starke Verbesserung
	+1	Starke Verbesserung
	0	Erhoffte Veränderung
	−1	Geringere Veränderung als erwartet
Bis wann?	−2	Viel geringere Veränderung als erwartet

Arbeitsblatt 1.6:

Aktivitäts- und Stimmungstagebuch

Zugehörige therapeutische Aufgabe:

Stimmungsverlauf über den Tag beobachten.

Ziele der Aufgabe:

Für den Therapeuten: Überblick über Aktivitäten des Patienten, Einschätzung des Stimmungsverlaufs.

Für den Patienten: Selbstbeobachtung des Stimmungsverlaufs, Erkennen von Zusammenhängen zwischen Aktivität und Stimmung.

Wann kann das Arbeitsblatt eingesetzt werden?

Das Arbeitsblatt kann bei Patienten mit einer depressiven Problematik eingesetzt werden.

Wie soll das Arbeitsblatt ausgefüllt werden?

Im Protokoll sollen stundenweise die Aktivitäten der jeweiligen Stunde stichwortartig eingetragen werden (z. B. „Lesen", „nichts"). Wichtig ist es, die Stimmung während jeder Stunde zu protokollieren. Diese wird durch Plus- bzw. Minuszeichen angegeben. Da die Kästchen zum Eintragen der Aktivitäten sehr klein sind, um dadurch einen Wochenüberblick zu erreichen, kann auch vereinbart werden, dass statt der Aktivitäten Zahlen eingetragen werden, die der Patient in einer Legende auf einem Extrablatt beschreibt.

Wann/wie oft soll das Arbeitsblatt ausgefüllt werden?

Es hat sich als sinnvoll erwiesen, dieses Protokoll mindestens eine Woche lang führen zu lassen, da einzelne Tage häufig nicht repräsentativ sind bzw. durch den Patienten als Ausnahmeerscheinung erlebt werden, gerade wenn die Stimmung an einem Tag positiv war. Außerdem wird so das Erkennen von Mustern zwischen Aktivitäten und Stimmung möglich.

Das Protokoll sollte möglichst stundenweise ausgefüllt werden, da die retrospektive Einschätzung des Stimmungsverlaufs über den Tag stark durch die jeweilig vorherrschende Stimmung beeinflusst wird.

Worauf ist bei der Vergabe zu achten?

Die Aufgabe erfordert ein kontinuierliches Beobachten der eigenen Stimmung und der Aktivitäten. Unter Umständen kann es für den Patienten eher negativ sein, festzustellen, wie wenig er tatsächlich über den Tag hinweg tut. Daher sollte der Therapeut bei der Vergabe der Aufgabe betonen, dass es nicht darum geht zu bewerten, was der Patient tut, sondern dass es vor allem um die Dokumentation der Stimmung geht.

Worauf ist bei der Besprechung zu achten?

Die Besprechung des Protokolls verfolgt hauptsächlich zwei Ziele: Der Patient soll zunächst erkennen, dass seine Stimmung über den Tag hinweg schwankt, d. h. dass sie nicht den ganzen Tag über nur schlecht ist. Der zweite Fokus der Besprechung sollte auf der Herausarbeitung des Zusammenhangs zwischen Aktivität allgemein bzw. bestimmten Aktivitäten und der Stimmung liegen – der Patient soll durch geleitetes Entdecken erkennen, dass Aktivität die Stimmung in der Regel positiv beeinflusst. Der Therapeut vermeidet dabei, darauf hinzuweisen, dass der Patient zu wenig macht; diesen Schluss sollte der Patient selbst ziehen können. Hilfreich ist es, mit verschieden farbigen Markern jeweils die mit positiver Stimmung verbundenen Aktivitäten bzw. Phasen negativer Stimmung hervorzuheben, um das Erkennen dieser Zusammenhängen zu erleichtern.

Bei diesem Arbeitsblatt ist es grundsätzlich wichtig, auch eine unvollständige Dokumentation positiv herauszuheben, da das Führen des Protokolls mit für den Patienten negativen Erkenntnissen über sich selbst verbunden sein kann.

Aktivitäts- und Stimmungstagebuch

Bitte dokumentieren Sie möglichst nach jeder Stunde, was Sie innerhalb der letzten Stunde hauptsächlich getan haben. Bitte tragen Sie dabei in das grau hinterlegte Feld ein, wie Ihre Stimmung dabei war. Nutzen Sie dazu die Zeichen:

– – sehr schlechte Stimmung   – schlechte Stimmung   –/+ weder noch   + gute Stimmung   ++ sehr gute Stimmung

Datum:	Montag	Dienstag	Mittwoch	Donnerstag	Freitag	Samstag	Sonntag
7–8 Uhr							
8–9 Uhr							
9–10 Uhr							
10–11 Uhr							
11–12 Uhr							
12–13 Uhr							
13–14 Uhr							
14–15 Uhr							
15–16 Uhr							
16–17 Uhr							
17–18 Uhr							
18–19 Uhr							
19–20 Uhr							
20–24 Uhr							

Arbeitsblatt 1.7:

Protokoll negativer Gedanken und Gefühle

Zugehörige therapeutische Aufgabe:

Selbstbeobachtung von Situationen, Gedanken und Verhaltensweisen, die negative Gefühle auslösen.

Ziele der Aufgabe:

Für den Therapeuten: Informationen über ungünstige Denk- und Verhaltensweisen des Patienten; Informationen über auslösende Situationen.

Für den Patienten: Anleitung zur Selbstbeobachtung von Gedanken, Hinweise für die Identifikation ungünstiger Denk- und Verhaltensweisen.

Wann kann das Arbeitsblatt eingesetzt werden?

Das Arbeitsblatt wird üblicherweise auf den Kontext dysfunktionaler Denkweisen im Rahmen einer depressiven Symptomatik bezogen. Es kann jedoch auf andere Problembereiche, z. B. Ängste, übertragen werden.

Wie soll das Arbeitsblatt ausgefüllt werden?

Ausgehend von dem Gefühl, das in Bezug auf Qualität und Intensität in die letzte Spalte eingetragen wird, werden die vorausgehenden externen und internen Bedingungen (situative und emotionale Bedingungen) eingetragen sowie die Gedanken in dieser Situation und damit verbundene Verhaltensweisen.

Wann/wie oft soll das Arbeitsblatt ausgefüllt werden?

Der Patient soll immer dann eine Zeile im Arbeitsblatt ausfüllen, wenn starke negative Gefühle auftreten. Das ist im Alltag sicher nicht immer sofort möglich, sollte aber so zeitnah wie möglich erfolgen, um möglichst detaillierte Informationen zu gewinnen. Die Aufgabe kann über eine oder mehrere Wochen lang vergeben werden, sollte aber im letzteren Fall spätestens nach zwei Sitzungen kurz zwischenbesprochen werden.

Worauf ist bei der Vergabe zu achten?

Bevor das Arbeitsblatt vergeben wird, sollte innerhalb der Therapie bereits erarbeitet worden sein, dass bestimmte Denk- und Verhaltensweisen negative Gefühle auslösen können. Ebenso sollte das Konzept der Beschreibung von Denk- und Verhaltensweisen bereits praktiziert worden sein, so dass der Patient eine grundlegende Idee davon hat, wie detailliert die Beschreibung sein soll. Zusätzlich sollte anhand eines aktuellen Beispiels des Patienten exemplarisch eine Zeile ausgefüllt werden.

Viele Patienten haben Bedenken, dass sie es nicht schaffen werden, den Bogen zeitnah zu den negativen Gefühlen auszufüllen. Diese Bedenken sollten ernst genommen werden, es sollte jedoch auch betont werden, dass es für die Behandlung wichtig ist, die möglicherweise zentralen Denk- und Verhaltensweisen möglichst genau zu kennen, um so einen Ansatzpunkt für Interventionen zu haben. Gemeinsam sollte überlegt werden, in welchen Situationen eine zeitnahe Bearbeitung des Protokolls leichter möglich ist als in anderen (z. B. Tage, an denen die Arbeitskollegin nicht mit im Zimmer ist, am Wochenende etc.).

Worauf ist bei der Besprechung zu achten?

Bei der Besprechung sollte vor allem der Zusammenhang zwischen bestimmten Gedanken und negativen Gefühlen herausgearbeitet werden. Dabei sollte darauf geachtet werden, augenfällige ungünstige Denk- oder Verhaltensweisen nicht schulmeisterlich aufzuzeigen, sondern gemeinsam mit dem Patienten zu hinterfragen. Falls Patienten selbst schon statt der eigentlichen Gedanken „verbesserte" Gedanken aufschreiben, sollte darauf hingewiesen werden, dass es auch wichtig ist, ungünstige Gedanken genau zu kennen, damit möglichst viele Ansatzpunkte zur Veränderung bekannt sind. Falls die Gedanken dem Patienten peinlich sind, sollte er an dieser Stelle entlastet werden, z. B. mit dem Hinweis, dass jeder Mensch ungünstige Gedanken hat, oder Gedanken, die einem bei näherem Hinsehen peinlich sind. Es sollte auch kein Ziel sein, immer nur „druckreif" zu denken – wichtig ist letztlich eine gesunde Balance aus günstigen und ungünstigeren Denk- und Verhaltensweisen.

Protokoll negativer Gedanken und Gefühle

Situation A: Zeit, Ort, Personen B: vorausgehende innere Befind-lichkeit	Gedanken Auf die Situation bezogene Gedanken?	Verhalten Was haben Sie konkret getan?	Gefühle Welche Gefühle? Wie stark? (1–100)
A: B:			
A: B:			
A: B:			
A: B:			
A: B:			

Arbeitsblatt 1.8:

Wie drückt sich Angst bei mir aus?

Zugehörige therapeutische Aufgabe:

Selbstbeobachtung von Angstsymptomen in konkreten Situationen, Notieren der Symptome getrennt nach den drei Ebenen körperliche Reaktionen, Gedanken und Verhaltensweisen.

Ziele der Aufgabe:

Für den Therapeuten: Überblick über die individuelle Angstsymptomatik, Einführen des 3-Ebenen-Modells.

Für den Patienten: Identifikation der eigenen Symptome, Kennenlernen und Übertragen auf die verschiedenen Symptomebenen des 3-Ebenen-Modells.

Wann kann das Arbeitsblatt eingesetzt werden?

Das Arbeitsblatt kann bei allen Patienten mit Ängsten eingesetzt werden.

Wie soll das Arbeitsblatt ausgefüllt werden?

Das Arbeitsblatt soll mehrmals für eine Reihe von möglichst verschiedenen Situationen bearbeitet werden. Zu beachten ist dabei, dass es sich jeweils um *eine* konkrete Situation handelt, nicht um typische Situationen allgemein.

Wann/wie oft soll das Arbeitsblatt ausgefüllt werden?

Das Arbeitsblatt sollte möglichst zeitnah zum Erleben einer Angstsituation bearbeitet werden. Je mehr Schwierigkeiten die Patienten bei der Nennung und Beschreibung ihrer Symptome haben, desto wichtiger ist es, das Blatt in zeitlicher Nähe zur Situation auszufüllen. Die Anzahl oder Mindestanzahl der zu bearbeitenden Blätter sollte gemeinsam festgelegt werden.

Worauf ist bei der Vergabe zu achten?

Weil es vielen Patienten schwer fällt, eine spezifische und keine typische Situation zu beschreiben, sollte gemeinsam eine kürzlich erlebte Situation des Patienten auf dem Arbeitsblatt beschrieben werden. Dabei sollte darauf geachtet werden, dass wirklich nur Gedanken, Körperempfindungen und Verhaltensweisen aus dieser spezifischen Situation aufgeführt werden.

Worauf ist bei der Besprechung zu achten?

Bei der Besprechung sollte darauf geachtet werden, dass die verschiedenen Symptomebenen auch korrekt zugeordnet wurden. Bei Fehlern oder Unklarheiten sollte nachgefragt bzw. korrigiert werden – dies sollte jedoch nicht belehrend klingen, sondern im Interesse des Patienten erläutert werden. Eine Begründung könnte beispielsweise sein, dass es wichtig ist, dass Therapeut und Patient dasselbe meinen, wenn sie von Körperempfindungen sprechen.

Falls die Schilderung auf dem Arbeitsblatt den Eindruck vermittelt, dass im Vergleich zu freien Schilderungen des Patienten nur ausgewählte Symptome (z. B. weniger peinliche, ausschließlich negative) berichtet wurden, sollte dies angesprochen werden.

Wie drückt sich Angst bei mir aus?

Erinnern Sie sich an eine Situation, die noch nicht lange zurückliegt, in der Sie Angst erlebt haben.

Welche Situation war das?

_____

_____

Wann war das, wie lange?

_____

_____

Wer war dabei?

_____

_____

Was spürten Sie körperlich? Welche Symptome waren zuerst da, welche kamen später?

_____

_____

_____

_____

Welche Gedanken hatten Sie? Beziehen Sie positive, negative sowie neutrale Gedanken mit ein!

_____

_____

_____

_____

Wie haben Sie sich verhalten? Denken Sie sowohl an sehr gut sichtbare wie auch kaum wahrnehmbare Verhaltensweisen!

_____

_____

_____

_____

Arbeitsblatt 1.9:

Aktivitätstagebuch

Zugehörige therapeutische Aufgabe:

Selbstbeobachtung des Aktionsradius außerhalb des Hauses im Rahmen einer agoraphobischen Symptomatik.

Ziele der Aufgabe:

Für den Therapeuten: Überblick über aktuelle individuelle Symptomatik, Ergänzung der Diagnostik sowie Rückmeldung über mögliche Veränderungen im Rahmen der Behandlung.

Für den Patienten: Dokumentation der Symptomatik und ihrer Veränderung.

Wann kann das Arbeitsblatt eingesetzt werden?

Das Arbeitsblatt kann bei allen Patienten mit Vermeidungsverhalten in Bezug auf Alltagssituationen eingesetzt werden. Falls gleichzeitig Panikanfälle auftreten, eignet sich das Arbeitsblatt 1.10 „Panik- und Aktivitätstagebuch" besser.

Wie soll das Arbeitsblatt ausgefüllt werden?

Pro Aktivität soll eine Zeile ausgefüllt werden, d. h. bei mehreren Aktivitäten an einem Tag muss mehrmals hintereinander dasselbe Datum in der ersten Spalte eingetragen werden. Für jede Aktivität wird eingetragen, wie lang sie gedauert hat („Zeit fortgegangen" und „Zeit zurückgekommen"), ob der Patient dabei allein oder begleitet war (und von wem). In den folgenden Spalten wird mit einem Kreuz oder Haken markiert, welche Aktivität es war; eine offene Kategorie erlaubt Eintragungen über die vorgegebenen Aktivitäten hinaus. In der Spalte „maximale Angst" soll der Patient auf einer Skala von 0 „gar keine Angst" bis 10 „maximale Angst" die stärkste Angst während der gesamten Unternehmung/Aktivität eintragen. In den letzten Spalten soll dokumentiert werden, ob während der Aktivität ein Angstanfall auftrat und ob dieser erwartet oder unerwartet war.

Bei Aktivitäten, die zwei abgrenzbare Unteraufgaben enthalten, wie zum Beispiel mit dem Bus zur Arbeit fahren und dann arbeiten, sollen zwei Zeilen angelegt werden.

Wann/wie oft soll das Arbeitsblatt ausgefüllt werden?

Der Bogen sollte je nach Anzahl der Aktivitäten entweder direkt nach jeder Aktivität ausgefüllt werden oder am Abend jedes Tages. Grundsätzlich gilt: Je näher das Ausfüllen an der Aktivität liegt, desto besser, weil damit Erinnerungsfehler minimiert werden können.

Der Bogen eignet sich auch für Vergleiche vor, während und nach einer Intervention (Verlaufskontrolle).

Worauf ist bei der Vergabe zu achten?

Beim ersten Einsatz des Blattes sollten die Spaltenbeschriftungen mit dem Patienten gemeinsam durchgegangen werden, so dass mögliche Fragen dazu beantwortet werden können. Zusätzlich sollte das Ausfüllen beispielhaft an einer Aktivität erfolgen, die auch zur Erinnerung in den Protokollbogen eingetragen wird. Da in der Regel im Rahmen der Behandlung noch Arbeitsblätter zu anderen Aspekten von Ängsten vergeben werden, beispielsweise zu Angstsymptomen, sollte der Bereich dieses Bogens von anderen möglichen Inhalten abgegrenzt werden. Es sollten möglichst nicht zwei Arbeitsblätter gleichzeitig eingeführt werden.

Falls ein fester Ausfüllzeitpunkt vereinbart wird (z. B. abends), sollte der Patient sich dies in seinen Kalender eintragen und/oder zusätzlich eine Erinnerungshilfe an einer markanten Stelle hinterlassen (z. B. den Bogen auf den Nachttisch legen).

Worauf ist bei der Besprechung zu achten?

Der Bogen sollte nicht als Grundlage für die Besprechung der Angstsymptome oder Angstverläufe dienen – diese werden dafür nicht differenziert genug erfasst. Weder Therapeut noch Patient sollten die eingetragenen Aktivitäten bewerten, es geht lediglich um eine Beobachtung und Protokollierung dessen, was der Patient in dem vereinbarten Zeitraum unternommen hat.

Falls beim Patienten starkes Vermeidungsverhalten vorliegt, bietet sich dieser Bogen an, um Therapiefortschritte deutlich zu machen: Im Verlauf sowie gegen Ende der Behandlung sollen für den gleichen Zeitraum wie zum Beginn der Behandlung erneut die Aktivitäten protokolliert werden. Im direkten Vergleich können die Fortschritte des Patienten deutlich sichtbar gemacht werden.

Aktivitätstagebuch

Bitte tragen Sie jede Aktivität, für die Sie Ihre Wohnung oder Ihr Haus verlassen, **gleich** nach Ihrer Rückkehr ein. Wenn nötig, machen Sie zusätzliche Notizen auf der Rückseite.

Datum	Zeit		Begleitung			Art der Aktivität						Angst	Angstanfall		
	fort-gegangen	zurück-gekommen	Vertrauens-person	andere Person	alleine	Arbeit/ Ausbil-dung	Einkauf/ Besor-gungen	Freunde/ Ver-wandte	Freizeit-aktivitä-ten	Fortbe-wegung/ Transport	andere Aktivitäten	maximale Angst (0–10)	keiner	er-wartet	uner-wartet

Arbeitsblatt 1.10:

Panik- und Aktivitätstagebuch

Zugehörige therapeutische Aufgabe:

Beobachtung und Beschreibung von Angstzuständen und Panikattacken im Tagesverlauf.

Ziele der Aufgabe:

Für den Therapeuten: Diagnostische Informationen über Häufigkeit, Ausprägung und Auslösebedingungen von Panikattacken, indirekte Informationen über Vermeidung.

Für den Patienten: Angst beobachten lernen, Erkennen von Zusammenhängen zwischen situationalen Faktoren und der Angst.

Wann kann das Arbeitsblatt eingesetzt werden?

Das Arbeitsblatt kann bei Patienten mit Panikstörung und Agoraphobie eingesetzt werden.

Wie soll das Arbeitsblatt ausgefüllt werden?

Das Arbeitsblatt dient der Beschreibung eines Tages. Dabei sollen in der oberen Tabelle alle Aktivitäten eingetragen werden, für die im Tagesverlauf das Haus verlassen wurde (z. B. zur Arbeit gehen). Es können dabei maximal drei Aktivitäten beschrieben werden; wenn dies nicht ausreicht, sollte die Rückseite des Blattes genutzt werden. Jede Aktivität wird dabei durch eine Spalte beschrieben: durch die Uhrzeit des Verlassens des Hauses sowie die Uhrzeit der Rückkehr, ob die Aktivität allein oder in Begleitung ausgeführt wurde und in welche Kategorie die Aktivität fiel (durch Kreuz in der jeweiligen Zeile zu kennzeichnen). Zusätzlich wird das geringste und höchste Angstausmaß während der Aktivität auf einer Skala von 0 (gar keine Angst) bis 10 (extreme Angst) abgefragt sowie ob Panikattacken aufgetreten sind.

Beim Auftreten von Panikattacken ist darüber hinaus die untere Tabelle auszufüllen. Hier können bis zu drei Panikattacken dokumentiert werden. Dafür soll zunächst in kurzen Stichworten

die Situation beschrieben werden, in der der Panikanfall auftrat, sowie die damit verbundenen Gedanken und Körpersymptome. Über der Tabelle werden häufigen Körpersymptomen Zahlen zugeordnet, die dann unten in die Tabelle übertragen werden sollen. Die Gedanken können ebenfalls stichwortartig notiert werden. Ganz unten auf dem Arbeitsblatt sollen darüber hinaus die durchschnittliche Angst über den Tag (0–10) sowie die durchschnittliche Erwartungsangst eingetragen werden.

Die zweite Seite des Arbeitsblatts ist beispielhaft für einen Patienten ausgefüllt und sollte beim ersten Einsatz des Blattes zur Erleichterung des Ausfüllens mit nach Hause gegeben werden.

Wann/wie oft soll das Arbeitsblatt ausgefüllt werden?

Das Arbeitsblatt sollte idealer Weise immer dann ausgefüllt werden, wenn der Patient nach einer Aktivität nach Hause zurückkehrt. Da dies insbesondere bei Berufstätigen schwierig sein kann, kann die Instruktion auch lauten, das Protokoll jeweils am Ende des Tages für den gesamten Tag auszufüllen. Das Protokoll ist dabei zur Dokumentation eines Tages gedacht – wenn mehrere Tage protokolliert werden sollen, müssen dem Patienten entsprechend viele Arbeitsblätter zur Verfügung gestellt werden. Aufgrund der häufig tagesbedingten Schwankungen von Angstsymptomatiken empfiehlt es sich, die Aufgabe für mindestens eine Woche zu vergeben.

Worauf ist bei der Vergabe zu achten?

Da das Protokoll sehr viele Informationen abfragt, sollte es in jedem Fall einmal komplett mit dem Patienten durchgegangen werden. Der Patient sollte insbesondere darauf hingewiesen werden, dass die untere Tabelle nur beim Auftreten von Panikattacken ausgefüllt werden muss. Er wird aber in jedem Fall gebeten, im letzten Abschnitt des Arbeitsblattes ein durchschnittliches Angstrating für den Tag vorzunehmen.

Worauf ist bei der Besprechung zu achten?

Da das tägliche Führen eines Symptomtagebuchs aufwendig ist, sollten alle Ansätze der Aufgabenerledigung verstärkt werden, auch wenn nicht für jeden Tag Eintragungen vorgenommen wurden. Nach Durchsicht der Bögen sollten sowohl der Angstverlauf über alle beobachteten Tage hinweg als auch einzelne Angstanfälle besprochen werden. Dabei kann mit dem Patienten gemeinsam erarbeitet werden, unter welchen Bedingungen Angst auftritt bzw. nicht auftritt. Wenn Panikattacken aufgetreten sind, sollte mit dem Patienten exploriert werden, ob es Gemeinsamkeiten (z. B. im Hinblick auf situationale Faktoren) bei allen Anfällen gibt. Das Arbeitsblatt ist sehr gut in Psychoedukation über Angst und Panikattacken integrierbar – dort kann ebenfalls wieder Bezug auf die so gewonnenen Informationen genommen werden.

Panik- und Aktivitätstagebuch

Datum: _____

1. Aktivitäten

Bitte tragen Sie jede Aktivität, für die Sie Ihre Wohnung oder Ihr Haus verlassen haben, **gleich** nach Ihrer Rückkehr ein. Wenn nötig, machen Sie zusätzliche Notizen auf der Rückseite.

		1.	2.	3.
Zeit	fortgegangen			
	zurückgekommen			
Begleitung	Vertrauensperson			
	andere Person			
	allein			
Aktivität	Arbeit/Ausbildung			
	Einkauf/Besorgung			
	Freunde/Verwandte			
	Freizeit			
	Transport			
	anderes			
Angst	geringste (0–10)			
	höchste (0–10)			
Angst-anfall	keiner			
	erwartet			
	unerwartet			

2. Angstanfälle

Symptome:

1 Kurzatmigkeit, Atemnot
2 Herzklopfen, -rasen oder -stolpern
3 Erstickungs- oder Würgegefühle
4 Angst, verrückt zu werden
5 Zittern oder Beben
6 Hitzewallungen oder Kälteschauer

7 Gefühle der Unwirklichkeit
8 Angst, die Kontrolle zu verlieren
9 Todesangst
10 Schwitzen
11 Schwindel, Benommenheit, Schwächegefühl

12 Schmerzen oder Beklemmung in der Brust
13 Kribbeln oder Taubheit
14 Übelkeit, Magen-Darm-Beschwerden
15 andere Symptome

		1. Anfall	2. Anfall	3. Anfall
Situation	Beginn/Ende			
	Wo gewesen?			
	Was getan?			
	Wer dabei?			
Symptome	Erste Anzeichen			
	Körpersymptome			
	Gedanken			
Maximale Angst (0–10)				

3. Tageseinschätzung

Durchschnittliche Angst über den Tag (0–10): _____

Erwartungsangst (Angst vor möglichen Panikattacken; 0–10): _____

Panik- und Aktivitätstagebuch

Datum: _____13.06.2007_____

1. Aktivitäten

Bitte tragen Sie jede Aktivität, für die Sie Ihre Wohnung oder Ihr Haus verlassen haben, **gleich** nach Ihrer Rückkehr ein. Wenn nötig, machen Sie zusätzliche Notizen auf der Rückseite.

		1.	**2.**	**3.**
Zeit	fortgegangen	8:30	17:30	
	zurückgekommen	16:50	18:45	
Begleitung	Vertrauensperson			
	andere Person		X	
	allein	X		
Aktivität	Arbeit/Ausbildung	X		
	Einkauf/Besorgung		X	
	Freunde/Verwandte			
	Freizeit			
	Transport			
	anderes			
Angst	geringste (0–10)	0	3	
	höchste (0–10)	4	9	
Angst-anfall	keiner	X		
	erwartet		X	
	unerwartet			

2. Angstanfälle

Symptome:

1 Kurzatmigkeit, Atemnot
2 Herzklopfen, -rasen oder -stolpern
3 Erstickungs- oder Würgegefühle
4 Angst, verrückt zu werden
5 Zittern oder Beben
6 Hitzewallungen oder Kälteschauer
7 Gefühle der Unwirklichkeit
8 Angst, die Kontrolle zu verlieren
9 Todesangst
10 Schwitzen
11 Schwindel, Benommenheit, Schwächegefühl
12 Schmerzen oder Beklemmung in der Brust
13 Kribbeln oder Taubheit
14 Übelkeit, Magen-Darm-Beschwerden
15 andere Symptome

		1. Anfall	**2. Anfall**	**3. Anfall**
Situation	Beginn/Ende	17:50–18:05		
	Wo gewesen?	Supermarkt		
	Was getan?	Einkaufen		
	Wer dabei?	Nachbarin		
Symptome	Erste Anzeichen	5, 6		
	Körpersymptome	1,2,9,10,11		
	Gedanken	Falle gleich um, muss hier raus		
Maximale Angst (0–10)		9		

3. Tageseinschätzung

Durchschnittliche Angst über den Tag (0–10): _____5_____

Erwartungsangst (Angst vor möglichen Panikattacken; 0–10): _____7_____

Arbeitsblatt 1.11:

Angststufen

Zugehörige therapeutische Aufgabe:

Sammeln und Hierarchisieren von Angst auslösenden Situationen.

Ziele der Aufgabe:

Für den Therapeuten: Überblick über die individuelle Hierarchie angstbesetzter Situationen, Unterstützung der Therapieplanung für Konfrontationsübungen.

Für den Patienten: Besseres Verständnis der eigenen Symptomatik, Verdeutlichung von Einschränkungen und Spielräumen.

Wann kann das Arbeitsblatt eingesetzt werden?

Das Arbeitsblatt kann bei allen Patienten mit phobischen Ängsten eingesetzt werden.

Wie soll das Arbeitsblatt ausgefüllt werden?

In das Arbeitsblatt werden in drei abgetrennten Bereichen Angst auslösende Situationen eingetragen: „schwere", „mittelschwere" und „leichte" Situationen. Zusätzlich zur Nennung der Situation wird ein Angstrating auf einer Skala von 1 „fast gar keine Angst" bis 10 „extrem starke Angst" erbeten.

Wann/wie oft soll das Arbeitsblatt ausgefüllt werden?

Das Arbeitsblatt wird ein Mal zur Exploration und Therapieplanung bearbeitet. Es geht hier nicht um die vollständige Dokumentation aller angstbesetzten Situationen, dennoch können Situationen ergänzt werden.

Worauf ist bei der Vergabe zu achten?

Bei der Vergabe der Aufgabe sollte in mindestens einem der drei Bereiche eine Situation gemeinsam eingetragen werden, so dass der Patient eine Vorstellung hat, wie konkret die Situationsbeschreibung sein sollte. Für das Ziel des Bogens sind sowohl zu spezifische Situationen („Gestern beim Anstehen für Konzertkarten") als auch zu globale Beschreibungen („Einkaufen") ungünstig. Einkaufen wäre als Eintrag nur dann sinnvoll, falls tatsächlich alle Formen von Einkaufen (kleine/große Geschäfte, viel/wenig Andrang) gleich starke Angst auslösen.

Worauf ist bei der Besprechung zu achten?

Wie bei der Vergabe sollte auch bei der Besprechung des Bogens zunächst betont werden, dass die darin enthaltenen Informationen wichtig für die weitere Therapieplanung sind. Bei der Besprechung sollte erneut darauf geachtet werden, ob die genannten Situationen ausreichend aber nicht zu spezifisch sind, damit sie den gewünschten Einblick in die individuelle Symptomatik bzw. die gewünschte Unterstützung bei der Therapieplanung bieten. Falls nur wenige Situationen eingetragen wurden, kann es sinnvoll sein, in regelmäßigen Abständen das Arbeitsblatt erneut als Aufgabe mitzugeben, so dass evtl. Situationen ergänzt werden können.

Angststufen

Bitte schildern Sie die Situationen so genau wie möglich! Bei der Angstbeurteilung bedeutet die 1 „fast gar keine Angst" und die 10 „extrem starke Angst". Sie können alle Werte dazwischen für Ihre Beurteilung nutzen.

Fünf leichte Situationen	Angst (1 bis 10)
1. _____ _____	_____
2. _____ _____	_____
3. _____ _____	_____
4. _____ _____	_____
5. _____ _____	_____
Fünf mittelschwere Situationen	
1. _____ _____	_____
2. _____ _____	_____
3. _____ _____	_____
4. _____ _____	_____
5. _____ _____	_____
Fünf schwere Situationen	
1. _____ _____	_____
2. _____ _____	_____
3. _____ _____	_____
4. _____ _____	_____
5. _____ _____	_____

Arbeitsblatt 1.12:

Einflussfaktoren auf die Angst

Zugehörige therapeutische Aufgabe:

Identifizieren und Hierarchisieren angstauslösender Situationen, Identifizieren und Notieren zusätzlicher erleichternder und erschwerender Bedingungen.

Ziele der Aufgabe:

Für den Therapeuten: Informationsgewinnung über die individuelle Angsthierarchie, Informationen für die Planung von Konfrontationsübungen.

Für den Patienten: Verdeutlichen der individuellen Symptomatik, Unterstützung der Therapieplanung.

Wann kann das Arbeitsblatt eingesetzt werden?

Das Arbeitsblatt kann bei allen Patienten mit angstbedingtem Vermeidungsverhalten eingesetzt werden.

Wie soll das Arbeitsblatt ausgefüllt werden?

Der Patient notiert in absteigender Reihenfolge die zehn am stärksten angstauslösenden Situationen. Zusätzlich werden erleichternde und erschwerende Bedingungen aufgeführt (z. B. Situation Kaufhaus: schwerer, wenn viele Leute im Kaufhaus sind; leichter, wenn ich etwas gegessen habe).

Wann/wie oft soll das Arbeitsblatt ausgefüllt werden?

Der Protokollbogen kann sowohl früh im Rahmen der Angstdiagnostik eingesetzt werden als auch später, wenn konkrete Konfrontationsübungen geplant werden.

Im Blatt sollte eine vorher vereinbarte Mindestzahl von Situationen notiert werden. Wann der Patient dies tut, ist weniger wichtig; die Aufgabe kann auch zu mehreren verschiedenen Zeitpunkten bearbeitet werden.

Worauf ist bei der Vergabe zu achten?

Bei der Vergabe der Aufgabe sollte mit dem Patienten ein konkretes Beispiel aus seiner Symptomatik durchgegangen werden, das der Therapeut bereits kennt. An diesem Beispiel sollten auch die bekannten und möglicherweise weitere moderierende Bedingungen herausgearbeitet und im Arbeitsblatt notiert werden.

Falls der Patient einwendet, dass die Schwere der Situationen auch immer von der Tagesform (oder anderen äußeren Bedingungen) abhängt, kann darauf hingewiesen werden, dass genau dies bei den moderierenden Bedingungen notiert werden soll.

Worauf ist bei der Besprechung zu achten?

Wird der Bogen im Rahmen der Diagnostik eingesetzt, kann zunächst auf eine ausführliche Besprechung verzichtet werden. An dieser Stelle sollte der Hinweis erfolgen, dass der Bogen für den Therapieverlauf wichtig ist und zu einem späteren Zeitpunkt besprochen wird.

Bei der Vorbereitung auf Konfrontationsübungen sollte der Bogen direkt für die Planung von Konfrontationsübungen eingesetzt werden. Je nachdem, welches Konfrontationsrational der Therapeut mit dem Patienten besprochen hat (hohe oder mittlere Schwierigkeit zuerst) werden mit Hilfe der Angsthierarchie die ersten Übungen festgelegt. Dabei sollten die moderierenden Bedingungen noch einmal gesondert Beachtung finden, da diese häufig Sicherheitsvariablen für den Patienten darstellen und während der Konfrontation nach Möglichkeit ausgeschlossen werden sollten. Sie können auch direkt für die Übungsplanung heran gezogen werden (z. B. könnte eine Übung darin bestehen, dass der Patient mit einem vollen Bus fährt, wenn das für ihn schwieriger ist). Umgekehrt kann man bei einem graduierten Vorgehen oder wenn der Patient sehr ängstlich ist, auch zunächst mit leichteren Bedingungen beginnen, solange sie kein direktes Sicherheits- oder Vermeidungsverhalten darstellen.

Einflussfaktoren auf die Angst

Tragen Sie in folgende Tabelle die Situationen ein, die Sie üblicherweise vermeiden oder nur mit starker Angst durchstehen können. Beginnen Sie mit der Situation, die am stärksten Angst auslöst. Geben Sie zusätzlich an, ob es situative Faktoren gibt, die das Ausmaß der erlebten Angst oder der Vermeidung beeinflussen (z. B. Begleitung, Stimmung etc.).

Situation	Stärker angstauslösend wenn …	Weniger angstauslösend wenn …
1.		
2.		
3.		
4.		
5.		
6.		
7.		
8.		
9.		
10.		

Arbeitsblatt 1.13:

Gegenmaßnahmen bei Zwangshandlungen

Zugehörige therapeutische Aufgabe:

Selbstbeobachtung möglicher Situationen, die ritualisierte Denk- oder Verhaltensweisen auslösen.

Ziele der Aufgabe:

Für den Therapeuten: Überblick über individuelle Symptomatik, Ergänzung der Diagnostik, Hinweise für die Planung einer In-vivo-Konfrontation.

Für den Patienten: Schulung der Selbstbeobachtung, Systematisierung der Rituale im Rahmen der Zwangssymptomatik.

Wann kann das Arbeitsblatt eingesetzt werden?

Das Arbeitsblatt kann bei Patienten mit Zwangshandlungen eingesetzt werden.

Wie soll das Arbeitsblatt ausgefüllt werden?

Die erste Spalte erfasst Situationen, Verhaltensweisen oder Gefühle, die Zwangshandlungen auslösen. In die zweite Spalte soll der Patient eintragen, wie stark in einem solchen Moment die Angst oder Unruhe ist. Dazu wird eine Skala von 0 = „überhaupt keine Angst" bis 10 = „extrem starke Angst" verwendet. Die dritte Spalte erfragt mögliche Gegenmaßnahmen gegen diese Angst- bzw. Unruhegefühle, es ist jedoch auch die Option „keine Gegenmaßnahme" möglich. In der vierten Spalte werden auf der bereits eingeführten Skala die Angst- bzw. Unruhegefühle mit und ohne Ausführen der Gegenmaßnahme erfragt. Für die jeweils nicht durchgeführte Option (mit bzw. ohne Gegenmaßnahme) soll dann das Ausmaß an Angst angegeben werden, das dies in der Vorstellung auslöst. In der Spalte 6 können erschwerende bzw.

erleichternde Bedingungen eingetragen werden – dies ist besonders für die Therapieplanung einer Reizkonfrontation mit Reaktionsverhinderung relevant.

Da das Ausfüllen für dieses Blatt relativ kompliziert ist, liegt zusätzlich eine Anleitung zum Ausfüllen bei.

Wann/wie oft soll das Arbeitsblatt ausgefüllt werden?

Zu Diagnostik-Zwecken soll das Blatt ein Mal aus der Erinnerung ausgefüllt werden und dann durch eine mehrtägige Selbstbeobachtungsphase ergänzt werden.

Worauf ist bei der Vergabe zu achten?

Damit die Patienten genau wissen, was mit Zwangshandlungen gemeint sein könnte, sollte der Bogen erst gegeben werden, wenn dieses Thema bereits im Gespräch durchgegangen wurde. Da die Spalten nur knapp beschriftet sind, sollte unbedingt die Ausfüllanleitung mitgegeben werden. Bei Patienten, die noch wenig Erfahrung mit Selbstbeobachtungsprotokollen haben, ist es hilfreich, die letzte erlebte Situation gemeinsam durchzugehen und entsprechend in eine Zeile einzutragen.

Worauf ist bei der Besprechung zu achten?

Manchen Patienten fällt es sehr schwer, erschwerende oder erleichternde Bedingungen anzugeben. Es sollte also nicht erwartet werden, dass diese Angaben vollständig sind – für die Therapieplanung und -durchführung muss entsprechend nachexploriert werden.

Gegenmaßnahmen bei Zwangshandlungen

Situation/Gedanke	Angst (0–10)	Gegenmaßnahme (wenn ja, was?)	Angst mit Gegenm. (0–10)	Angst ohne Gegenm. (0–10)	erschwerende/erleichternde Bedingungen

Gegenmaßnahmen bei Zwangshandlungen

Anleitung zum Ausfüllen des Bogens

1. Spalte: Situation/Gedanke
Welche Situationen oder Gedanken lösen bei Ihnen Angst aus? Beschreiben Sie diese möglichst genau, schreiben Sie ähnliche Situationen getrennt auf.

2. Spalte: Angst (0–10)
Wie stark ist die Angst in dieser Situation/bei diesem Gedanken? Bitte schätzen Sie die Angst auf einer Skala von 0 bis 10 ein, wobei 0 bedeutet „überhaupt keine Angst" und 10 „extrem starke Angst".

3. Spalte: Gegenmaßnahme (wenn ja, was?)
Gibt es irgendetwas, dass Sie tun oder denken, das Ihnen hilft, die Angst zu verringern oder gar nicht erst aufkommen zu lassen? Wenn ja, beschreiben Sie dies bitte! Wenn es mehrere Maßnahmen gibt, beschreiben Sie bitte alle.

4. Spalte: Angst mit Gegenmaßnahme (0–10)
Wie stark ist die Angst, wenn Sie die Gegenmaßnahme(n) ausführen?

5. Spalte: Angst ohne Gegenmaßnahme (0–10)
Wie stark wird die Angst, wenn Sie die Gegenmaßnahme(n) aus irgendeinem Grund nicht ausführen können? Falls das noch nie vorgekommen ist, versuchen Sie bitte einzuschätzen, wie stark die Angst werden würde.

6. Spalte: erschwerende/erleichternde Bedingungen
Bitte tragen Sie hier Dinge oder Situationen ein, die die Angst über die vorher angegebenen Gegenmaßnahmen hinaus weiter beeinflussen können, z. B. die An- oder Abwesenheit bestimmter Personen (Kind, Vorgesetzter), bestimmte Wochentage, etc.

Bitte tragen Sie zunächst alle Situationen und/oder Gedanken und die dazugehörigen Informationen ein, die Ihnen auf Anhieb einfallen. Bitte beobachten Sie sich in den zwei darauf folgenden Tagen weiter, indem Sie mindestens drei Mal täglich die Protokollbögen erneut zur Hand nehmen und überprüfen, ob irgendetwas Neues aufgetreten ist, das bisher noch nicht aufgeschrieben wurde. Falls dies der Fall ist, ergänzen Sie bitte die Liste.

Vielen Dank für Ihre Mitarbeit und Mühe!

Aus Fehm und Helbig: Hausaufgaben in der Psychotherapie © 2008 Hogrefe, Göttingen

Arbeitsblatt 1.14:

Symptomtagebuch

Zugehörige therapeutische Aufgabe:

Selbstbeobachtung von körperlichen Symptomen und Beschwerden.

Ziele der Aufgabe:

Für den Therapeuten: Informationen über Häufigkeit und Ausprägung relevanter Körpersymptome.

Für den Patienten: Systematische Beobachtung von Beschwerden und deren Verlauf über eine Woche hinweg.

Wann kann das Arbeitsblatt eingesetzt werden?

Das Arbeitsblatt kann bei allen Patienten mit körperlichen Beschwerden eingesetzt werden.

Wie soll das Arbeitsblatt ausgefüllt werden?

Der Bogen erfasst über eine Woche hinweg das Vorhandensein und die Ausprägung zweier konkret zu benennender Symptome bzw. Beschwerden sowie die erlebte Beeinträchtigung durch das Symptom. Der Patient wird dabei aufgefordert, am Ende jeden Tages für beide Symptome eine Einschätzung auf diesen Dimensionen vorzunehmen und mit einem Kreuz zu markieren. Darüber hinaus soll für jeden Tag die Schlafdauer und die erlebte subjektive Belastung über den Tag dokumentiert werden. Bei schwankender Ausprägung der Beschwerden sollte immer die stärkste Ausprägung am Tag dokumentiert werden. Berichten Patienten von sehr starken Schwankungen der Symptomatik über den Tag, kann das Protokoll auch entsprechend angepasst und für die Dokumentation eines Tages genutzt werden.

Wann/wie oft soll das Arbeitsblatt ausgefüllt werden?

Das Protokoll soll für eine Woche täglich, am besten jeden Abend ausgefüllt werden.

Worauf ist bei der Vergabe zu achten?

Bei Vergabe des Arbeitsblatts sollten die beiden für den Patienten wichtigsten Beschwerden für die Selbstbeobachtung ausgewählt und bereits in den Protokollbogen eingetragen werden. Es empfiehlt sich nicht, mehr als zwei Symptome beobachten zu lassen, da dies häufig eine Überforderung für die Patienten darstellt bzw. zu einer stärkeren Symptombelastung führt. Es ist allgemein zu beachten, dass die systematische Selbstbeobachtung von Beschwerden zu einer stärkeren Wahrnehmung der Symptome und damit auch zu einer stärkeren Belastung führen kann. Dies sollte jedoch nicht bei der Vergabe vorweg genommen werden, da ansonsten Erwartungseffekte auftreten können.

Worauf ist bei der Besprechung zu achten?

Wie bereits dargestellt, kann die Selbstbeobachtung von Beschwerden zu einer wahrgenommenen Verschlechterung der Symptomatik führen – daher sind unvollständig ausgefüllte Protokolle nicht unwahrscheinlich. Der Therapeut sollte den Patienten auf jeden Fall nach dessen Erfahrungen mit dem Protokoll befragen, insbesondere, inwieweit die protokollierten Ratings typisch oder untypisch für die Symptomatik sind. Sollte der Patient eine Verschlechterung der Beschwerden berichten, kann der Therapeut daraufhin entpathologisierend auf die Effekte von Selbstbeobachtungen verweisen.

Ansonsten erfolgt die Besprechung des Protokolls anhand der Angaben des Patienten. Dabei sollte herausgearbeitet werden, dass Beschwerden in der Regel nicht ständig bzw. nicht immer gleich stark ausgeprägt vorliegen. Die Symptomausprägung über den Wochenverlauf kann beispielsweise mit einer Linie verbunden werden, um mögliche Schwankungen noch deutlicher werden zu lassen. Bei deutlichen Schwankungen in verschiedenen Tagen kann darüber hinaus der jeweilige Tagesverlauf erfragt werden, um bereits mögliche situative Einflüsse auf die Beschwerden zu explorieren. Darüber hinaus können Zusammenhänge mit der Schlafdauer bzw. der erlebten Anspannung über den Tag hergestellt werden.

Symptomtagebuch

Bitte beurteilen Sie jeden Tag für die ausgewählten Symptombereiche, ob und wie stark das Symptom vorgelegen hat und wie stark Sie sich dadurch beeinträchtigt gefühlt haben. Bitte markieren Sie Ihre Einschätzung durch ein Kreuz.

Datum: __._ __._ __._ __._ __._ __._ __._ __._

Symptom 1:

Vorhandensein am Tag:	nie / zeitweise / ständig	☐ ☐ ☐	☐ ☐ ☐	☐ ☐ ☐	☐ ☐ ☐	☐ ☐ ☐	☐ ☐ ☐	☐ ☐ ☐	☐ ☐ ☐
Ausmaß:	gering / mittel / stark	☐ ☐ ☐	☐ ☐ ☐	☐ ☐ ☐	☐ ☐ ☐	☐ ☐ ☐	☐ ☐ ☐	☐ ☐ ☐	☐ ☐ ☐
Beeinträchtigung durch das Symptom:	keine / gering / mittel / stark	☐ ☐ ☐ ☐	☐ ☐ ☐ ☐	☐ ☐ ☐ ☐	☐ ☐ ☐ ☐	☐ ☐ ☐ ☐	☐ ☐ ☐ ☐	☐ ☐ ☐ ☐	☐ ☐ ☐ ☐

Symptom 2:

Vorhandensein:	nie / zeitweise / ständig	☐ ☐ ☐	☐ ☐ ☐	☐ ☐ ☐	☐ ☐ ☐	☐ ☐ ☐	☐ ☐ ☐	☐ ☐ ☐	☐ ☐ ☐
Ausmaß:	gering / mittel / stark	☐ ☐ ☐	☐ ☐ ☐	☐ ☐ ☐	☐ ☐ ☐	☐ ☐ ☐	☐ ☐ ☐	☐ ☐ ☐	☐ ☐ ☐
Beeinträchtigung durch das Symptom:	keine / gering / mittel / stark	☐ ☐ ☐ ☐	☐ ☐ ☐ ☐	☐ ☐ ☐ ☐	☐ ☐ ☐ ☐	☐ ☐ ☐ ☐	☐ ☐ ☐ ☐	☐ ☐ ☐ ☐	☐ ☐ ☐ ☐

Schlafdauer: von (vorangegangener Tag) bis (eingeschätzter Tag):

Subjektive Belastung/Anstrengung am Tag (0 = „keine" bis 10 = „extrem"):

Arbeitsblatt 1.15:

Ernährungstagebuch

Zugehörige therapeutische Aufgabe:

Protokollieren des Ernährungsverhaltens.

Ziele der Aufgabe:

Für den Therapeuten: Informationen über Essgewohnheiten und Ernährung.

Für den Patienten: Systematische Selbstbeobachtung des Ernährungsverhaltens.

Wann kann das Arbeitsblatt eingesetzt werden?

Das Arbeitsblatt kann bei allen Patienten mit Essproblemen eingesetzt werden; vorwiegend bei Essstörungen, aber auch bei somatoformen Störungen mit Beschwerden im gastrointestinalen Bereich.

Wie soll das Arbeitsblatt ausgefüllt werden?

Das Arbeitsblatt wird zeilenweise ausgefüllt, wobei jede Zeile eine Mahlzeit darstellt. Es werden zunächst Datum sowie Beginn und Ende der Mahlzeit protokolliert sowie die Ess-Situation (mit wem zusammen gegessen, wo gegessen). In der anschließenden Spalte soll möglichst genau eintragen werden, was und wie viel davon gegessen wurde – je genauer desto besser. Bei Milchprodukten sollte möglichst auch der Fettgehalt angegeben werden, ebenso, wenn Light-Produkte konsumiert wurden. Darüber hinaus kann – soweit relevant – angegeben werden, ob gegenregulatorische Maßnahmen eingeleitet wurden und welche das waren. Eine letzte Spalte ist für weitere Anmerkungen reserviert.

Wann/wie oft soll das Arbeitsblatt ausgefüllt werden?

Das Protokoll soll für eine Woche im Anschluss an jede Mahlzeit ausgefüllt werden. Entsprechend müssen mehrere Protokollbögen mitgegeben werden, da erfahrungsgemäß auf dem abgedruckten Protokoll nicht mehr als zwei Tage dokumentiert werden können.

Worauf ist bei der Vergabe zu achten?

Obwohl das Protokoll eine Anleitung sowie eine Beispieleintragung enthält, sollte darauf hingewiesen werden, dass auch kleine Snacks bzw. Getränke eine Mahlzeit darstellen und eingetragen werden sollten. Häufig ist es darüber hinaus hilfreich, darauf hinzuweisen, dass das Protokoll nicht dazu dient, den Patienten bei „Ernährungssünden" zu ertappen, sondern dass es wichtig ist, ein möglichst realistisches Abbild des Essverhaltens zu erhalten, um Entscheidungen über mögliche Interventionen treffen zu können.

Worauf ist bei der Besprechung zu achten?

Für die Auswertung des Protokolls sollte der Therapeut gut über Ernährung informiert sein, um so dem Patienten positive und ungünstige Aspekte seiner Ernährung erklären zu können. Dabei sind besonders die Häufigkeit bzw. Regelmäßigkeit der Mahlzeiten, Nahrungsmenge und Ausgewogenheit der Ernährung zu diskutieren. Sollte der Patient wenig Kenntnisse über ausgewogene und gesunde Ernährung haben, können im Anschluss psychoedukative Informationen zu diesem Thema besprochen werden, wobei auch hier das Protokoll nicht genutzt werden sollte, um zu zeigen, was der Patient alles falsch macht. Das Ernährungsprotokoll kann außerdem als Ausgangspunkt für die Aufstellung eines strukturierten Ernährungsplans genutzt werden und dann zur Evaluation der Umsetzung des Plans dienen.

Ernährungstagebuch

Bitte protokollieren Sie alle Mahlzeiten (auch Zwischenmahlzeiten und kleine Snacks sowie Getränke), die Sie am Tag zu sich nehmen, in der folgenden Tabelle. Gegenregulierende Maßnahmen sind dabei Maßnahmen, die Sie ergreifen, um einer Gewichtszunahme vorzubeugen (z. B. Erbrechen, nach der Mahlzeit Sport treiben etc.).

Datum	Mahlzeit Beginn	Mahlzeit Ende	Wo gegessen?	Mit wem gegessen?	Was gegessen bzw. getrunken? (Art und Menge)	Gegenregulierende Maßnahmen?	Anmerkungen
Beispiel: 13.07.	8:30	8:45	Zu Hause in Küche	alleine	1 halbes Vollkorn-Brötchen mit Halbfettbutter und 2 EL Himbeer-Marmelade (Diätprodukt) 1 Schüssel Müsli (10 EL) mit Milch (3,5 %) 1 Becher Kaffee (200 ml) mit Süßstoff	keine	Stolz, weil planmäßig gegessen

Arbeitsblatt 1.16:

Schmerzbeobachtung

Zugehörige therapeutische Aufgabe:

Beobachtung der Schmerzen in einer ausgewählten Region in Bezug auf Schmerzstärke, Erträglichkeit der Schmerzen und Anspannung für jeweils ein Drittel des Tages.

Ziele der Aufgabe:

Für den Therapeuten: Überblick über Ausmaß und Häufigkeit von Schmerzen, erste Hinweise auf Zusammenhänge zwischen Anspannung und Schmerz.

Für den Patienten: Systematische Beobachtung der Schmerzen zur Differenzierung der Angaben; evtl. erste Hinweise auf Modulatoren des Schmerzes.

Wann kann das Arbeitsblatt eingesetzt werden?

Das Arbeitsblatt kann bei allen Patienten mit wiederkehrenden oder anhaltenden Schmerzen eingesetzt werden.

Wie soll das Arbeitsblatt ausgefüllt werden?

Im Blatt sollen die Schmerzstärke, die Erträglichkeit der Schmerzen sowie das Ausmaß an Anspannung und Belastung jeweils in Bezug auf den Vormittag, den Nachmittag und den Abend auf einer 11-Punkt-Skala angegeben werden. In der Spalte Besonderheiten können Angaben des Patienten ergänzt werden. Des Weiteren kann diese Spalte genutzt werden, um gezielt Zusammenhänge zwischen individuellen Bedingungen zu protokollieren, wie z. B. Auseinandersetzungen oder bestimmte körperliche Aktivitäten. Für diesen Fall sollte dies gezielt in der Spaltenüberschrift vermerkt werden.

Wann/wie oft soll das Arbeitsblatt ausgefüllt werden?

Das Arbeitsblatt soll über eine Woche hinweg drei Mal täglich ausgefüllt werden. Für jeden Ausfüllzeitpunkt ist eine Zeile vorgesehen. Um Erinnerungseffekte zu vermeiden, sollte der Bogen so zeitnah wie möglich nach dem jeweiligen Tagesabschnitt ausgefüllt werden, z. B. vor dem Mittagessen, vor dem Abendessen und vor dem Zubettgehen.

Worauf ist bei der Vergabe zu achten?

Bei der Vergabe sollte zum einen darauf hingewiesen werden, dass es wichtig ist, die Angaben wirklich zum vereinbarten Zeitpunkt zu machen und nicht im Nachhinein vorzunehmen. Hier kann es hilfreich sein, die Zielvorgabe einer ganzen Woche etwas zu lockern und z. B. fünf „Nachtragungen" zu erlauben, die dann jeweils als solche kenntlich gemacht werden. Falls in der Spalte Besonderheiten spezifische Ereignisse eingetragen werden sollen, sollte dies genau besprochen und schriftlich fixiert werden. Vor allem falls mehrere Schmerzorte vorhanden sind, sollte nur für eine Lokalisation ein Protokollbogen bearbeitet werden, um sinnvolle Angaben z. B. zur Schmerzstärke zu gewährleisten.

Worauf ist bei der Besprechung zu achten?

Da der Bogen trotz des geringen Aufwands pro Eintragung durch die insgesamt vielen Eintragungen sehr aufwendig auszufüllen ist, sollte nach einer Woche immer eine Besprechung und Auswertung des Protokolls erfolgen. Auf dieser Grundlage sollte gemeinsam überlegt werden, ob das Protokoll eine weitere Woche geführt werden soll oder nicht.

Schmerzbeobachtung

Bitte tragen Sie hier ein, wo die Schmerzen auftreten, die Sie in der nächsten Woche beobachten werden:

Datum	Tageszeit	Schmerz-stärke (0 = gar nicht bis 10 = extrem)	Erträg-lichkeit (0 = sehr gut bis 10 = gar nicht erträglich)	Anspan-nung/ Belastung (0 = keine bis 10 = extrem)	Besonderheiten
	Vormittags:				
	Nachmittags:				
	Abends:				
	Vormittags:				
	Nachmittags:				
	Abends:				
	Vormittags:				
	Nachmittags:				
	Abends:				
	Vormittags:				
	Nachmittags:				
	Abends:				
	Vormittags:				
	Nachmittags:				
	Abends:				
	Vormittags:				
	Nachmittags:				
	Abends:				
	Vormittags:				
	Nachmittags:				
	Abends:				

Arbeitsblatt 1.17:

Tagebuch Verhaltensgewohnheiten

Zugehörige therapeutische Aufgabe:

Protokollieren von Häufigkeit, Stärke und situationalen Bedingungen für Verhaltensgewohnheiten oder Tics.

Ziele der Aufgabe:

Für den Therapeuten: Informationen zum Auftreten der Verhaltensgewohnheit oder des Tics.

Für den Patienten: Selbstbeobachtung sowie Erkennen von situationalen Einflüssen auf das Auftreten der unerwünschten Gewohnheit oder des Tics.

Wann kann das Arbeitsblatt eingesetzt werden?

Das Arbeitsblatt kann bei allen Patienten mit entsprechenden Problemen eingesetzt werden.

Wie soll das Arbeitsblatt ausgefüllt werden?

Die zu beobachtende Gewohnheit sollte bereits in der Stunde gemeinsam beschrieben und im Protokoll festgehalten werden. Der Patient wird gebeten, Eintragungen ins Protokoll zu machen, sobald ihm die Angewohnheit oder der Tic auffällt. Dann sollen Uhrzeit des Auftretens, die aktuelle Situation (z. B. am Arbeitsplatz, zu Hause) sowie die aktuell ausgeführte Aktivität (z. B. Warten, Streit mit Freund) eingetragen werden. Darüber hinaus soll der Patient je nach Art der Gewohnheit einschätzen, wie intensiv (z. B. Nägelkauen) oder wie häufig (z. B. Kopfbewegungen) die Gewohnheit oder der Tic ausgeführt wurde. Abschließend wird für jede Episode eingeschätzt, wie stark das Gefühl war, den Tic oder die Gewohnheit kontrollieren zu können.

Der Patient sollte ebenfalls die Wachzeit am Beobachtungstag mitdokumentieren, da Müdigkeit bzw. Ausgeschlafenheit das Auftreten von unwillkürlichen Gewohnheiten häufig moderiert.

Wann/wie oft soll das Arbeitsblatt ausgefüllt werden?

Der Protokollbogen erfasst jeweils einen Tag, wobei es sinnvoll ist, eine ca. einwöchige Beobachtungszeit zu vereinbaren. Nach Möglichkeit sollten, sobald das zu beobachtende Verhalten aufgetreten ist, Eintragungen in das Protokoll vorgenommen werden.

Worauf ist bei der Vergabe zu achten?

Bei Vergabe der Hausaufgabe sollte genau definiert werden, welche Gewohnheit oder welcher Tic beobachtet werden soll – diese sollte dann auch bereits im Rahmen der Hausaufgabenvereinbarung auf den Bogen eingetragen werden. Nach Möglichkeit sollte die Beobachtung nur eine Verhaltensweise beinhalten, auch wenn beispielsweise multiple Tics beim Patienten auftreten. Sollen komplexe Tics beobachtet werden, kann natürlich die gesamte Verhaltenssequenz in den Fokus der Aufgabe gestellt werden.

Das Protokoll deckt einen Tag ab; wenn der Patient seine Verhaltensgewohnheit über mehrere Tage hinweg beobachten soll, müssen entsprechend viele Protokollbögen zur Verfügung gestellt werden.

Bei Patienten, die unter sehr starken multiplen Tics leiden (z. B. Tourette-Syndrom) sollte das Protokoll erst nach ausführlicher Rücksprache mit dem Patienten eingesetzt werden, da die Beobachtung eines isolierten Tics bei diesen Patienten eine Überforderung darstellen kann.

Worauf ist bei der Besprechung zu achten?

Bei der Besprechung der Protokolle sollen vor allem Zusammenhänge zwischen einzelnen Situationen und dem Auftreten der Angewohnheit oder des Tics herausgearbeitet werden. Dazu können auf Grundlage der dokumentierten Situationen auch weitere Informationen erhoben werden, wie

z. B. die Stimmung oder die Anspannung in diesem Moment. Besondere Aufmerksamkeit verdient dabei auch die letzte Spalte, die erlebte Kontrolle über die Gewohnheit oder den Tic. Hier können Situationen nachbesprochen werden, in denen die erlebte Kontrolle sehr hoch war und wie dieses Gefühl zustande gekommen ist. Insbesondere bei Verhaltensgewohnheiten kann dabei das Gefühl bearbeitet werden, überhaupt keine Kontrolle über das eigene Verhalten zu haben. Die Auswertung ist dann besonders gewinnbringend, wenn spezifische Auslöser für die Gewohnheit identifiziert werden können, die anschließend modifiziert werden.

Tagebuch Verhaltensgewohnheiten

Beschreibung der Gewohnheit, die beobachtet werden soll:

Beobachtungsdatum: _____   Wachzeit am Tag: von _____ bis _____

Uhrzeit	In welcher Situation haben Sie sich befunden?	Was haben Sie gerade gemacht?	Wie häufig bzw. wie intensiv ausgeführt? (0–10)	Erlebte Kontrolle über Gewohnheit (0 bis 100 %)

Arbeitsblatt 1.18:

Schlafzeiten

Zugehörige therapeutische Aufgabe:

Selbstbeobachtung und Protokollierung der Schlaf- und Ruhezeiten über eine Woche hinweg.

Ziele der Aufgabe:

Für den Therapeuten: Überblick über die individuellen Schlaf- und Dösezeiten des Patienten, mögliche Hinweise auf ungünstige Schlafmuster, Möglichkeit zur Verlaufskontrolle.

Für den Patienten: Differenzierte Selbstbeobachtung und Protokollierung der Schlafzeiten ohne Erinnerungsfehler.

Wann kann das Arbeitsblatt eingesetzt werden?

Das Arbeitsblatt kann bei allen Patienten mit Ein- und Durchschlafproblemen eingesetzt werden. Für die Beobachtung der Schlafqualität eignet sich Arbeitsblatt 1.19.

Wie soll das Arbeitsblatt ausgefüllt werden?

Für jeden Wochentag soll durch Markieren der Kästchen angegeben werden, wie viele Stunden der Patient mit Schlafen und/oder im Halbschlaf verbracht hat. Die Einschlafzeit soll in etwa geschätzt werden.

Wann/wie oft soll das Arbeitsblatt ausgefüllt werden?

Das Arbeitsblatt soll täglich zu einer gemeinsam vereinbarten festen Uhrzeit ausgefüllt werden, günstiger Weise morgens oder abends. Damit das Ausfüllen nicht vergessen wird, ist es hilfreich, das Arbeitsblatt an einer festen Stelle zu deponieren, z. B. im Bad oder auf dem Nachttisch. Wenn die Schlafproblematik ein zentrales Therapieanliegen darstellt, sollte das Protokoll nach Möglichkeit über den gesamten Therapiezeitraum hinweg geführt werden oder in regelmäßigen Abständen für je eine Woche zur Verlaufskontrolle.

Worauf ist bei der Vergabe zu achten?

Einige Patienten mit Schlafproblemen werden bei Protokollbögen zur Schlafdauer leicht misstrauisch, da sie fürchten, dass ihnen belegt werden solle, dass sie ja doch gut schlafen. Falls solche Äußerungen des Patienten bekannt sind, sollte bei der Vergabe des Bogens betont werden, dass hier lediglich um eine differenzierte und zeitnahe Beobachtung des Schlafproblems in der individuellen Sichtweise des Patienten erfolgt. Deswegen sollte auch die Protokollierung der Schlafzeiten möglichst zeitnah erfolgen.

Da die Dokumentationsform (Kästchen ausfüllen) für viele Patienten ungewohnt ist, sollten mindestens zwei verschiedene Beispiele durchgegangen und im Arbeitsblatt eingetragen werden.

Worauf ist bei der Besprechung zu achten?

Bei der erstmaligen Besprechung des Bogens sollte differenziert betrachtet werden, wie viel der Patient tatsächlich an jedem einzelnen Tag geschlafen hat. Häufig berichten Patienten mit Schlafproblemen, dass sie das Gefühl haben, überhaupt nicht mehr richtig schlafen zu können – hier kann das Protokoll unter Umständen zu einer Differenzierung der Wahrnehmung führen. Tage, an denen auffällig wenig oder viel geschlafen wurde, sollten noch einmal gesondert besprochen werden, da so Hypothesen möglich werden, ob bestimmte Situations- oder interne Variablen einen Einfluss auf die Schlafzeit haben. Entdeckt der Therapeut ungünstiges Schlafverhalten (z. B. wiederholte Nickerchen über den Tag) kann dies eine wichtige Information für die Psychoedukation sein bzw. sollte spätestens dann thematisiert werden.

Im weiteren Therapieverlauf kann das Protokoll immer wieder herangezogen werden, um Veränderungen im Wach-Schlafrhythmus oder der Schlafzeit zu dokumentieren.

Schlafzeiten

Bitte tragen Sie in das folgende Protokoll Ihre Schlafzeiten für jeden Tag der Woche ein. Denken Sie dabei nicht nur an Ihren Nachtschlaf, sondern auch an Zeiten, die Sie tagsüber mit Schlafen oder Dösen verbracht haben. Beurteilen Sie dabei die Schlafdauer und die Schlafqualität, indem Sie die Kästchen markieren. Jedes Kästchen in der Zeile bedeutet dabei eine Stunde. Für Zeiten in denen Sie geschlafen haben, markieren Sie bitte zwei übereinander stehende Kästchen, für Zeiten, in denen Sie gedöst haben, nur ein Kästchen. Bitte markieren Sie zusätzlich mit einem Kreis, wann Sie aufgestanden und wann Sie zu Bett gegangen sind.

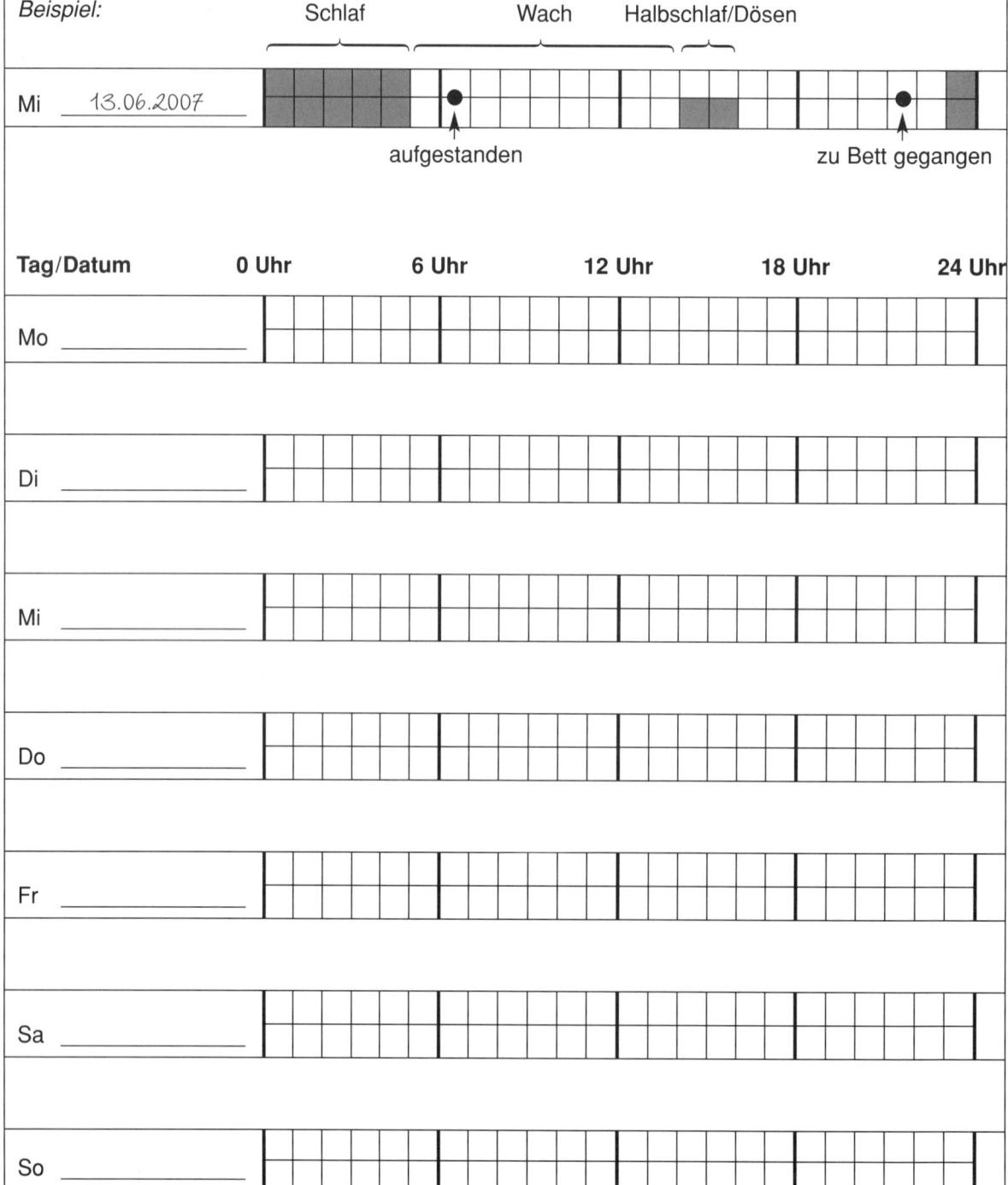

Arbeitsblatt 1.19:

Schlafqualität

Zugehörige therapeutische Aufgabe:

Selbstbeobachtung und Protokollierung der Schlafqualität in der Nacht über eine Woche hinweg.

Ziele der Aufgabe:

Für den Therapeuten: Überblick über das individuelle Schlafmuster des Patienten über eine Woche
hinweg, mögliche Hinweise auf ungünstige Verhaltensweisen bei Schlafproblemen.

Für den Patienten: Selbstbeobachtung des Schlaf-
musters, möglicherweise eigene Ideen über Zusammenhänge zwischen Aktivitäten und Schlafqualität, ungünstige Verhaltensweisen.

Wann kann das Arbeitsblatt eingesetzt werden?

Das Arbeitsblatt kann bei allen Patienten mit Ein-
und Durchschlafproblemen eingesetzt werden.

Wie soll das Arbeitsblatt ausgefüllt werden?

Für jeden Wochentag werden Angaben zum
Schlafmuster und zur Tagesverfassung erhoben.
Um Erinnerungsfehler möglichst gering zu hal-
ten, sollen die schlafbezogenen Angaben dirckt
am Morgen eingetragen werden, die Angaben zur
Tagesverfassung am Abend.

Die Eintragungen zum Schlafverhalten erfolgen
sozusagen chronologisch, d.h. erst wird die Uhrzeit erfragt, zu der der Patient ins Bett gegangen
ist, dann die geschätzte Dauer des Wachliegens.
Die nächste Zeile erfragt, ob der Patient nachts
aufgestanden ist (nur ja/nein-Angabe) sowie die
Dauer möglicher Wachliege-Zeiten. Danach wird
die Uhrzeit des Aufwachens sowie des Aufste-
hens eingetragen. Aus den Uhrzeiten von Ein-
schlafen und Aufwachen sowie den möglichen
Wachliege-Zeiten in der Nacht errechnet sich die
Schlafdauer insgesamt.

In den unteren Zeilen werden grob Angaben
zur Tagesverfassung erfragt; zum einen für die
körperliche Tagesverfassung, für die Stimmung
den Tag über sowie während der Aktivitäten am
Tag.

Wann/wie oft soll das Arbeitsblatt ausgefüllt werden?

Das Arbeitsblatt soll täglich morgens und abends
ausgefüllt werden. Als Erinnerungshilfe ist es
günstig, das Arbeitsblatt an einer festen Stelle zu
deponieren, z.B. im Bad oder auf dem Nachttisch. Um Ergebnisverzerrungen zu vermeiden,
sollte das Blatt zumindest über eine Woche hinweg ausgefüllt werden, bevor psychoedukative Maßnahmen oder Materialien zum günstigen
Schlafverhalten eingesetzt werden.

Worauf ist bei der Vergabe zu achten?

Zur Einführung des Protokolls sollte für den ver-
gangenen Tag das Arbeitsblatt in einer Spalte ausgefüllt werden. Falls der letzte Tag sehr untypisch
für das Schlafproblem war, sollte ein zweiter Tag
durchgegangen werden, so dass mögliche Fragen
des Patienten an dieser Stelle auftreten und bearbeitet werden können.

Worauf ist bei der Besprechung zu achten?

Beim Besprechen des Bogens sollte darauf geachtet werden, dass augenfällig ungünstige Verhaltensweisen (z.B. langes Im-Bett-Liegen trotz
Einschlafproblemen) vom Therapeuten nicht
schulmeisterlich aufgezeigt werden, sondern dass
der Patient dies so weit wie möglich selbst erarbeitet. Falls die Einsicht des Patienten nur zöger-
lich kommt, kann es sinnvoller sein, das Protokoll
eine weitere Woche zu führen und gegebenenfalls auf den problematischen Punkt besonderes
Augenmerk zu legen, z.B. durch zusätzliche Eintragungen.

Schlafqualität

	Montag	Dienstag	Mittwoch	Donnerstag	Freitag	Samstag	Sonntag
Datum:	___	___	___	___	___	___	___
Uhrzeit ins Bett gehen (Nacht zuvor)							
Nachts wach gelegen? Wie lang?							
Nachts aufgestanden?							
Uhrzeit Erwachen							
Wann aufgestanden?							
Schlafdauer insgesamt							
Ausgeruht? (0 – 10)*							
Tagesverfassung (0 – 10)*							
Tagesstimmung (0 – 10)*							
Aktivitäten/ Unternehmungen							

morgens ausfüllen: abends ausfüllen:

Anmerkung: * 0 = gar nicht, ganz schlecht; 5 = mittel, 10 = sehr gut

Arbeitsblatt 2.1:

Therapieinformation

Zugehörige therapeutische Aufgabe:

Lesen der Informationen über Vorgehen und Rahmenbedingungen einer Psychotherapie als Vorbereitung auf regelmäßige Hausaufgaben während der Behandlung.

Ziele der Aufgabe:

Für den Therapeuten: Zusammenfassung von Informationen zu Hausaufgaben im Rahmen der Therapie.

Für den Patienten: Zusammenfassung von Informationen zum Nachlesen zu Hause.

Wann kann das Arbeitsblatt eingesetzt werden?

Das Arbeitsblatt kann bei allen Patienten eingesetzt werden.

Wie soll das Arbeitsblatt ausgefüllt werden?

In dieses Arbeitsblatt müssen ausnahmsweise keine Eintragungen gemacht werden. Der Patient kann sich jedoch Stellen markieren, zu denen er noch Fragen hat, die in der nächsten Sitzung angesprochen werden sollen.

Wann/wie oft soll das Arbeitsblatt ausgefüllt werden?

Das Informationsblatt sollte am Anfang der Therapie gegeben werden, wenn es um den Ablauf und die Voraussetzungen für eine Psychotherapie geht.

Worauf ist bei der Vergabe zu achten?

Bei der Vergabe soll betont werden, dass es sich bei dem Arbeitsblatt um eine Zusammenfassung dessen handelt, was in der Sitzung besprochen wurde. Da das Blatt sehr wichtige Grundlagen für die weitere Therapie enthält, sollte es jedoch nicht einfach nur abgeheftet werden, sondern gründlich durchgelesen werden. Fragen oder Anmerkungen sollen unbedingt markiert werden, so dass diese auch in der nächsten Sitzung besprochen werden können.

Worauf ist bei der Besprechung zu achten?

Zur Besprechung kann es sinnvoll sein, den Patienten in eigenen Worten die im Blatt enthaltenen Informationen zusammenfassen zu lassen. Dies sollte jedoch keinesfalls schulmeisterlich abgefragt werden, sondern eher mit dem Blickpunkt darauf, was für den Patienten an diesen Informationen neu und/oder wichtig war und was daraus für Schlüsse gezogen werden können. Zusätzlich kann bereits an dieser Stelle erfragt werden, ob es mit dem zusätzlichen Zeitaufwand außerhalb der Therapiesitzungen Probleme geben könnte.

Informationen zu Ihrer Therapie

Sehr geehrte Patientin, sehr geehrter Patient,

Sie haben sich dazu entschieden eine Psychotherapie zu beginnen. In diesem Informationsblatt wollen wir Ihnen einige wichtige Informationen über die Themen der Therapie geben.

Die psychotherapeutische Behandlung kann grob in drei Abschnitte aufgeteilt werden:

1. *Was genau ist das Problem/Welches sind die Probleme, durch die Sie belastet sind?*
   Hier geht es darum, die Probleme zusammenzutragen, die für Sie der Anlass waren, sich in psychotherapeutische Behandlung zu begeben. Häufig gibt es mehrere, verschiedene Probleme, so dass es nötig ist, sie zu entwirren und voneinander abzugrenzen, so dass eines nach dem anderen angegangen werden kann.
2. *Woher kommt das Problem und warum geht es nicht wieder weg?*
   Im zweiten Schritt werden Sie und Ihr Therapeut/Ihre Therapeutin gemeinsam überlegen, wie es zu dem Problem/den Problemen kam und warum diese nicht von allein wieder weggehen bzw. von Ihnen allein gelöst werden konnten.
3. *Was können Sie tun, damit das Problem doch weggeht?*
   Im dritten Schritt erarbeiten Sie gemeinsam aus dem zweiten Schritt heraus, was Sie tun können, damit das Problem doch wieder zurückgeht. Die *Grundidee der Behandlung* liegt darin, Ihnen selbst neue Fertigkeiten zur Lösung Ihres Problems zu vermitteln. Ihr Therapeut/Ihre Therapeutin wird also das Problem nicht für Sie lösen (und kann dies in der Regel auch gar nicht), sondern mit Ihnen gemeinsam überlegen und erarbeiten, wie Sie Ihr Problem/Ihre Probleme wieder selbst bewältigen können, so dass es dauerhaft nicht wieder auftritt.

Dabei gibt es in der Regel nicht *eine* spezielle Fertigkeit, die das Problem löst, sondern eine ganze Reihe von Fertigkeiten, Hilfen und Techniken. Sie können sich auf die Gedankenebene beziehen (z. B. über eine Sache anders denken und dadurch besser damit klarkommen) oder auf die Verhaltensebene (z. B. etwas am eigenen Tun ändern, so dass das Problem seltener auftritt). Wir sprechen von *Denk- und Verhaltensweisen*, wenn wir diese beiden Ebenen ansprechen.

Was müssen Sie selbst für die Therapie tun?

Im Gegensatz zu einer ärztlichen Behandlung verlangt eine Psychotherapie ein deutlich höheres Maß an Mitarbeit. Bei den ersten beiden oben beschriebenen Therapieabschnitten ist Ihre Mitarbeit vor allem deswegen gefragt, weil *nur Sie selbst* Ihr Problem genau kennen und beschreiben können. Um die Therapie für Sie wirksam zu machen, ist es wichtig, dass die Hilfen zur Problemlösung genau auf Sie zugeschnitten werden.

Im dritten Therapieabschnitt ist Ihre Mitarbeit ganz besonders wichtig: Hier geht es darum, neue Denk- und Verhaltensweisen zu erarbeiten und einzusetzen. Häufig besteht die Idee, dass das Problem sich mehr oder weniger von selbst löst, wenn man erst einmal verstanden hat, wo es herkommt. Leider ist dies nur selten der Fall. Vielmehr ist es wichtig, die neuen Erkenntnisse auch in Ihren Alltag, in Ihr Leben aufzunehmen und dort in veränderte Denk- und Verhaltensweisen umzusetzen. Dabei übernehmen Sie selbst die zentrale Rolle, denn nur Sie selbst können Ihre Denk- und Verhaltensweisen ändern. Sie sollten also neben der Therapiezeit von üblicherweise einer Stunde pro Woche mindestens ebenso viel Zeit für Übungen und Veränderungen in Ihrem Alltag einplanen.

Sie selbst haben also für die Fortschritte in Ihrer Therapie eine große Bedeutung. Dies bedeutet einerseits, dass Sie in den Therapiesitzungen Zeit und Energie einsetzen müssen, ebenso wie in der Zeit zwischen den Sitzungen. Andererseits ist genau dies auch ein großer Vorteil, denn Sie können selbst viel dazu beitragen, dass es Ihnen bald wieder besser geht und dass es auch dauerhaft so bleibt.

Wir wünschen Ihnen für Ihre Behandlung viel Erfolg!

Arbeitsblatt 2.2:

Erinnerungshilfe für Hausaufgaben

Zugehörige therapeutische Aufgabe:

Notieren der Rahmenbedingungen der in der Sitzung vergebenen Aufgabe(n) als Erinnerungsstütze zu Hause.

Ziele der Aufgabe:

Für den Therapeuten: Möglichkeit der Überprüfung, ob Patient und Therapeut sich tatsächlich geeinigt haben bezüglich Ziel, Umfang und Ausführungsbedingungen der Aufgabe.

Für den Patienten: Erinnerungshilfe für zu Hause durch schriftliche Fixierung der Aufgabe und ihrer Rahmenbedingungen.

Wann kann das Arbeitsblatt eingesetzt werden?

Das Arbeitsblatt kann bei allen Patienten eingesetzt werden.

Wie soll das Arbeitsblatt ausgefüllt werden?

Das Blatt soll durch den Patienten selbst im Beisein des Therapeuten ausgefüllt werden. Dabei skizziert der Patient in eigenen Worten die Aufgabe und trägt ein, bis wann sie umgesetzt (meist bis zur nächsten Sitzung) und wann sie ausgeführt werden soll. Zusätzlich wird eingetragen, wie lang die Übung dauern und wie oft sie durchgeführt werden soll. Diese Schätzung erlaubt eine realistischere Planung, wann die Aufgabe in den Alltag integriert werden kann. Unter „Probleme/Anmerkungen" können Notizen gemacht werden, falls es bei der Durchführung der Aufgabe Auffälligkeiten oder Probleme gab.

Wann/wie oft soll das Arbeitsblatt ausgefüllt werden?

Das Arbeitsblatt ist vor allem dann sinnvoll, wenn es für die Aufgabe kein anderes Arbeitsblatt gibt, z. B. weil es eine sehr individuelle Aufgabe ist.

Wir empfehlen, für jede Aufgabe ein einzelnes Blatt zu verwenden, nur bei sehr ähnlichen Aufgaben kann es sinnvoll sein, diese auf ein Blatt einzutragen.

Worauf ist bei der Vergabe zu achten?

Gerade bei der Einführung von Hausaufgaben als grundlegende Technik innerhalb der Psychotherapie ist es sinnvoll die Erinnerungshilfe gemeinsam auszufüllen, um mögliche Fragen des Patienten (z. B. zur Dauer der Aufgabe) gleich beantworten zu können. Bei ungenauen Formulierungen, z. B. bei der Festlegung des Ausführungszeitpunkts, sollte nachgehakt werden: Je genauer die Umstände der Erledigung der Aufgabe festgelegt sind, desto größer ist die Wahrscheinlichkeit, dass die Aufgabe ausgeführt wird. Um Hausaufgaben als Routinetechnik wirksam in der Therapie zu verankern, sollten besonders zu Anfang der Behandlung alle Anstrengungen unternommen werden, dass die Aufgaben auch umgesetzt werden und die Therapie somit sinnvoll ergänzen.

Worauf ist bei der Besprechung zu achten?

Falls es häufiger Probleme mit der Aufgabenerledigung gibt, ist es sinnvoll, als Routine einzuführen, dass das Aufgabenblatt in der nächsten Sitzung wieder mitgebracht wird. Falls der Patient die Aufgabe anders umgesetzt hat als vom Therapeuten intendiert, kann anhand der ursprünglichen Notizen verglichen werden, ob es sich evtl. um ein Missverständnis oder ungenügende Instruktionen für die Aufgabe handelt. Das Mitbringen des Blattes sollte allerdings nicht als Gedächtnisstütze für den Therapeuten missbraucht werden!

Erinnerungshilfe für Hausaufgaben

Aufgabe: _____

_____

_____

_____

Bis wann soll die Aufgabe erledigt werden? _____

_____

Zu welcher Zeit/in welcher Situation? _____

_____

_____

Wie lange soll die Übung dauern? _____

_____

_____

Wie oft soll die Übung durchgeführt werden? _____

_____

Probleme oder Anmerkungen:

_____

_____

_____

_____

_____

_____

Arbeitsblatt 2.3:

Stundenbogen zur Nachbereitung der Therapiesitzung

Zugehörige therapeutische Aufgabe:

Schriftliche Nachbereitung der Sitzung.

Ziele der Aufgabe:

Für den Therapeuten: Unterstützung und Intensivierung des therapeutischen Prozesses.

Für den Patienten: Reflexion über die vergangene Therapiestunde.

Wann kann das Arbeitsblatt eingesetzt werden?

Das Arbeitsblatt kann bei allen Patienten eingesetzt werden.

Wie soll das Arbeitsblatt ausgefüllt werden?

Es gibt keine besonderen Hinweise für das Ausfüllen des Arbeitsblattes – die aufgeführten Fragen dienen dazu, den Reflexionsprozess anzustoßen und zu strukturieren, erheben jedoch keinen Anspruch auf Vollständigkeit.

Wann/wie oft soll das Arbeitsblatt ausgefüllt werden?

Das Arbeitsblatt sollte möglichst mehrmals eingesetzt werden, wobei verschiedene Möglichkeiten bestehen, was die Häufigkeit des Einsatzes angeht: So kann jede oder jede zweite Stunde evaluiert werden, oder nur bestimmte Therapieabschnitte.

Worauf ist bei der Vergabe zu achten?

Die schriftliche Nachbereitung ist dann effektiv, wenn sie als generelle Strategie durch die gesamte Therapie hinweg eingesetzt wird, um den therapeutischen Prozess zu vertiefen. Der Patient sollte vom Beginn der Therapie an ermutigt werden, sich zwischen den Sitzungen weiter mit den Inhalten der Therapie auseinander zu setzen – der Bogen kann entsprechend als Hilfe für diese Auseinandersetzung eingeführt werden. Bei der Vergabe muss entschieden werden, ob der Bogen allein als Reflexionshilfe für den Patienten verwendet wird oder ob er auch als Rückmeldung für den Therapeuten fungieren soll – und in welchem Ausmaß. Dieser Entscheidung folgend kann der Bogen zu Beginn jeder Sitzung besprochen werden oder tatsächlich allein zur Sache des Patienten erklärt werden.

Worauf ist bei der Besprechung zu achten?

Wie bereits dargestellt, hängt eine Besprechung von der individuellen Vereinbarung zur Verwendung des Arbeitsblattes ab. Wenn eine Besprechung vorgesehen wird, kann das Arbeitsblatt hinsichtlich verschiedener Gesichtspunkte ausgewertet werden. Zum einen kann der Therapeut noch einmal überprüfen, ob das, was der Patient als für sich wesentlich und wichtig erlebt, mit dem Rational der Therapie in Einklang steht. Es kann ebenfalls überprüft werden, ob Missverständnisse aufgetreten sind.

Der Bogen kann zum anderen aber auch auf einer Metaebene für Rückmeldungen über den therapeutischen Prozess genutzt werden. Schwierigkeiten im therapeutischen Prozess zeigen sich beispielsweise implizit, wenn der Patient über mehrere Stunden hinweg nichts als besonders wichtig oder erinnerungswürdig erlebt. Solche Beobachtungen sollten umgehend angesprochen und die Gründe dafür exploriert werden. Damit erhält der Therapeut die Möglichkeit, möglichst schnell auf ungünstige Verläufe in der Therapie eingehen zu können.

Stundenbogen zur Nachbereitung der Therapiesitzung

Datum der Sitzung: _____

Was möchte ich aus der heutigen Sitzung mitnehmen?

_____

_____

_____

_____

Was war besonders wichtig für mich?

_____

_____

_____

_____

Was hat mir heute in der Sitzung gefehlt? Was wurde nicht angesprochen?

_____

_____

_____

_____

Was nehme ich mir bis zur nächsten Sitzung vor?

_____

_____

_____

_____

Was will ich in der nächsten Sitzung ansprechen?

_____

_____

_____

_____

Die nächste Sitzung findet statt am _____ um _____ Uhr.

Arbeitsblatt 2.4:

Zeit zwischen den Sitzungen

Zugehörige therapeutische Aufgabe:

Nachbereitung der Sitzung, Vorbereitung der kommenden Therapiesitzung.

Ziele der Aufgabe:

Für den Therapeuten: Rückmeldung über das Verständnis des Patienten von dem, was in der vorangegangenen Sitzung besprochen wurde; effektiveres Arbeiten in der aktuellen Sitzung durch die aktive Vorbereitung des Patienten.

Für den Patienten: Reflexion über die Therapieinhalte; Vorbereitung der nächsten Sitzung; Förderung des Transfers in den Alltag.

Wann kann das Arbeitsblatt eingesetzt werden?

Das Arbeitsblatt kann bei allen Patienten eingesetzt werden. Besonders günstig ist der Einsatz bei sehr motivierten Patienten und bei solchen, die schnelle Veränderungen erreichen wollen. Des Weiteren ist das Arbeitsblatt dann sinnvoll, wenn gerade neue Themen besprochen wurden, wenn die Therapie in einer sehr intensiven Phase ist und/oder wenn zwischen den Sitzungen viele geplante oder ungeplante Übungen stattfinden.

Wie soll das Arbeitsblatt ausgefüllt werden?

Das Arbeitsblatt soll zu zwei verschiedenen Zeitpunkten bearbeitet werden: Die ersten vier Fragen beziehen sich auf die vergangene Therapiesitzung und sollten deshalb zeitnah dazu bearbeitet werden. Günstig ist der Folgetag der Therapiesitzung, so dass etwas Zeit vergangen ist, in der die Therapieinhalte nachwirken konnten („sacken lassen"), aber die Therapiestunde noch so präsent ist, dass die Inhalte gut erinnert werden können.

Die untere Hälfte des Blattes soll – wie auch dort angegeben – kurz vor der nächsten Therapiesitzung bearbeitet werden, damit auch alle therapierelevanten Erfahrungen eingetragen werden können.

Das Arbeitsblatt intensiviert nach unserer Erfahrung den Therapieprozess deutlich und kann damit eine hohe Änderungsmotivation nachhaltig unterstützen. Auch Patienten mit hohem Leidensdruck können auf diese Weise aktiv dazu beitragen, den Therapiefortschritt zu intensivieren. Für gering reflexionsfähige Patienten oder solche mit Schwierigkeiten, sich schriftlich auszudrücken ist das Arbeitsblatt weniger geeignet, ebenso für Therapiephasen mit unklarer Veränderungsmotivation.

Wann/wie oft soll das Arbeitsblatt ausgefüllt werden?

Das Arbeitsblatt wird in jedem Zeitraum zwischen zwei Sitzungen zu zwei Zeitpunkten bearbeitet.

Worauf ist bei der Vergabe zu achten?

Das Blatt sollte ein Mal gemeinsam durchgegangen werden, wobei es nicht nötig ist, auch die Antworten gemeinsam zu besprechen. Es sollte betont werden, dass die Fragen auch ausführlicher beantwortet werden können und vor allem als Anstoß zur Vertiefung des Therapieprozesses dienen sollen.

Worauf ist bei der Besprechung zu achten?

Die Besprechung sollte den Schwerpunkt auf die inhaltlichen Aspekte legen, das heißt, das Blatt sollte nicht wie andere Arbeitsblätter Schritt für Schritt durchgegangen werden, sondern der Patient sollte im Sinne einer zunehmenden Selbstverantwortung über seine Eintragungen berichten. Lediglich die Anmerkungen zu den ersten beiden Punkten (Was waren wichtige Therapieinhalte? Was wurde gelernt?) können unter Umständen interessant sein, da hier nicht immer das steht, was der Therapeut selbst erwartet hätte. Deutliche Differenzen sollten angesprochen werden: Möglicherweise handelt es sich um ein Missverständnis, entweder beim Vermitteln der Inhalte in der Sitzung oder beim Aufschreiben, oder der Patient hat den Therapieinhalt tatsächlich anders verstanden als vom Therapeuten intendiert. Für einen fruchtbaren Therapieprozess sollte in jedem Fall Einigkeit über zentrale Inhalte bestehen!

Zeit zwischen den Sitzungen

Damit das in der Therapiestunde Besprochene und Erfahrene möglichst großen Nutzen für Sie hat, bitten wir Sie, sich nach der Sitzung sowie kurz vor der darauf folgenden Sitzung noch einmal gezielt mit den Therapieinhalten zu beschäftigen. Bitte orientieren Sie sich dabei an folgenden Fragen.

Sie können sich unten auf dem Blatt oder an einer anderen Stelle Notizen für Ihre Antworten machen.

Nach der Therapiestunde

1. Was waren für Sie die Hauptthemen und -inhalte der letzten Sitzung?

2. Welche neuen Erkenntnisse haben Sie gewonnen? Was haben Sie gelernt?

3. Haben Sie noch Fragen zu den Inhalten der letzten Sitzung, möchten Sie einzelne Aspekte noch genauer besprechen?

4. Haben Sie eine oder mehrere Hausaufgaben erhalten und/oder haben Sie sich selbst Übungen vorgenommen? Wenn ja, welche? Wann werden Sie sie durchführen?

Kurz vor der nächsten Therapiestunde

5. Haben Sie die geplanten Übungen durchgeführt? Was haben Sie dabei für Erfahrungen gemacht, was haben Sie dabei gelernt?

6. Gab es Schwierigkeiten bei den Übungen? Haben Sie es geschafft, die Schwierigkeiten allein zu überwinden und wenn ja, wie?

7. Gab es außerhalb der geplanten Übungen Gelegenheiten, Dinge, die in der Therapie besprochen wurden umzusetzen oder auszuprobieren?

8. Gibt es neue Themen, die Sie in der kommenden Sitzung ansprechen möchten?

Notizen:

_____

_____

_____

_____

_____

_____

_____

_____

_____

_____

Arbeitsblatt 2.5:

Fragebogen zur Beurteilung von Hausaufgaben[1]

Zugehörige therapeutische Aufgabe:

Beurteilung einer vereinbarten Hausaufgabe.

Ziele der Aufgabe:

Für den Therapeuten: Informationen darüber, wie der Patient die Hausaufgabe erlebt; Hinweise auf mögliche Probleme.

Für den Patienten: Einschätzung und Rückmeldung zu vereinbarten Hausaufgaben.

Wann kann das Arbeitsblatt eingesetzt werden?

Das Arbeitsblatt kann bei allen Patienten eingesetzt werden.

Wie soll das Arbeitsblatt ausgefüllt werden?

Das Arbeitsblatt ist wie ein Fragebogen auszufüllen, indem aus vorgegebenen Antwortalternativen die zutreffendste ausgewählt wird.

Wann/wie oft soll das Arbeitsblatt ausgefüllt werden?

Das Arbeitsblatt kann als Zusatz für jede Hausaufgabe verwendet werden. Besonders hilfreich ist das Blatt, wenn es Probleme mit der Vereinbarung oder der Erledigung von Hausaufgaben gibt.

Worauf ist bei der Vergabe zu achten?

Für den Patienten sollte deutlich gemacht werden, dass der Fragebogen nicht zur Beurteilung seiner Leistung oder der Hausaufgabenerledigung dient, sondern dass er für den Patienten die Möglichkeit bietet, die Hausaufgaben, die der Therapeut mit ihm bespricht, hinsichtlich verschiedener Aspekte, z. B. auch der Nützlichkeit für den Patienten, zu bewerten. Diese Rückmeldung sollte hauptsächlich dazu dienen, Hausaufgaben für den Patienten so gewinnbringend wie möglich zu gestalten.

Es sollte darüber hinaus von Vornherein mit dem Patienten gemeinsam festgelegt werden, wie der Fragebogen ausgewertet wird – denkbar wären eine gemeinsame Besprechung der Einschätzung aller auf dem Fragebogen enthaltenen Punkte oder die Nutzung als Information für den Therapeuten ohne gesonderte Besprechung.

Worauf ist bei der Besprechung zu achten?

Der Fragebogen sollte genutzt werden, um zukünftige Hausaufgaben möglichst gewinnbringend zu gestalten. Eine Besprechung ist dementsprechend auf die Ableitung von Strategien beim Einsatz von Hausaufgaben ausgerichtet. Punkte, die der Patient wiederholt kritisch anmerkt (z. B. Begründung der Aufgabe nicht ausreichend), sollten bei zukünftigen Hausaufgabenvereinbarungen von vornherein angesprochen werden.

---

1 nach Kazantzis, Deane und Ronan (2004)

Fragebogen zur Beurteilung von Hausaufgaben

Dieser Fragebogen besteht aus 12 Fragen zu Ihren Hausaufgaben aus der letzten Therapiestunde. Bitte lesen Sie sich jede Frage sorgfältig durch und wählen Sie die Antwort aus, die Ihnen am passendsten erscheint. Kreisen Sie die Ziffer neben dieser Antwort ein. Wenn mehrere Antworten gleich passend erscheinen, kreisen Sie bitte die niedrigere Zahl ein. Bitte markieren Sie nicht mehr als eine Antwort pro Frage.

1. Ausmaß der Aufgabenerledigung:
In welchem Ausmaß konnten Sie die Aufgabe erledigen?
0 gar nicht
1 wenig
2 etwas
3 größtenteils
4 wie vereinbart

2. Qualität der Aufgabenerledigung:
Wie gut haben Sie die Aufgabe erledigt?
0 gar nicht gut
1 weniger gut
2 mittelmäßig gut
3 gut
4 sehr gut

3. Schwierigkeit:
Wie schwierig war die Aufgabe für Sie?
0 gar nicht schwierig
1 etwas schwierig
2 mittelmäßig schwer
3 schwer
4 sehr schwer

4. Schwierigkeiten/Hindernisse:
Wie sehr wurde die Ausführung der Hausaufgabe durch Hindernisse erschwert?
0 gar nicht
1 etwas
2 mittelmäßig
3 sehr
4 vollständig

5. Verständnis:
Wie gut haben Sie verstanden, was Sie tun sollen?
0 gar nicht
1 wenig
2 mittelmäßig gut
3 gut
4 sehr gut/vollständig

6. Begründung der Aufgabe:
Wie gut haben Sie den Hintergrund der Aufgabe verstanden?
0 gar nicht
1 wenig
2 mittelmäßig gut
3 gut
4 sehr gut/vollständig

7. Mitsprache:
In welchem Ausmaß waren Sie in die Planung der Aufgabe einbezogen?
0 gar nicht
1 wenig
2 etwas
3 viel
4 sehr viel

8. Genauigkeit der Aufgabe:
Wie genau war die Durchführung der Aufgabe festgelegt?
0 gar nicht
1 wenig
2 mittelmäßig
3 sehr genau
4 bis ins Detail

9. Zusammenhang zu Therapiezielen:
Wie gut passte die Aufgabe zu Ihren Therapiezielen?
0 gar nicht
1 wenig
2 mittelmäßig
3 gut
4 sehr gut

10. Spaß:
Wie viel Spaß hat Ihnen die Erledigung der Aufgabe gemacht?
0 gar keinen
1 wenig
2 etwas
3 viel
4 sehr viel

11. Kontrolle:
Wie sehr hat Ihnen die Aufgabe geholfen, Kontrolle über Ihre Probleme zu erlangen?
0 gar nicht
1 wenig
2 etwas
3 viel
4 sehr viel

12. Fortschritt:
Hat die Aufgabe Ihnen geholfen, in der Therapie voran zu kommen?
0 gar nicht
1 wenig
2 etwas
3 viel
4 sehr viel

Arbeitsblatt 3.1:

4-Ebenen-Modell

Zugehörige therapeutische Aufgabe:

Arbeiten mit dem 4-Ebenen-Modell individueller Reaktionen; Ergänzen eigener Beispiele für die individuelle Symptomatik.

Ziele der Aufgabe:

Für den Therapeuten: Überprüfung des Verständnisses des 4-Ebenen-Modells, Sammlung von weiteren Informationen zur individuellen Symptomatik, Hinweis auf mögliche Asynchronizität der Ebenen.

Für den Patienten: Bewusstwerden der verschiedenen Symptomebenen des 4-Ebenen-Modells, erste Systematisierung der eigenen Symptomatik.

Wann kann das Arbeitsblatt eingesetzt werden?

Das Arbeitsblatt kann bei allen Patienten eingesetzt werden.

Wie soll das Arbeitsblatt ausgefüllt werden?

Der Patient wird gebeten, eigene Gedanken, Gefühle, körperliche Symptome und Verhaltensweisen in einer spezifischen Situation in die dafür vorgesehenen Kreisformen einzutragen.

Wann/wie oft soll das Arbeitsblatt ausgefüllt werden?

Das Arbeitsblatt wird in der Regel nur ein Mal bearbeitet. Es kann jedoch in der Therapie wiederholt als Referenz dienen, wenn Zusammenhänge zwischen den vier Ebenen noch einmal verdeutlicht oder wiederholt werden müssen. Treten im Therapieverlauf zusätzliche oder weitere Problembereiche in den Fokus, kann für diese das Blatt erneut ausgefüllt werden, um die Allgemeingültigkeit der darauf dargestellten Sachverhalte zu demonstrieren.

Worauf ist bei der Vergabe zu achten?

Das Arbeitsblatt sollte im Anschluss an die Besprechung des 4-Ebenen-Modells und der individuellen Symptome ausgegeben werden. Bei Patienten, die Schwierigkeiten bei der Beobachtung und/oder Benennung der Symptome haben, kann es sinnvoll sein, bereits in der Therapiestunde ein individuelles Beispiel durchzugehen und einzutragen und den Patienten zu bitten, bis zur nächsten Sitzung mindestens ein weiteres Beispiel dafür zu finden. Dabei ist das Arbeitsblatt besonders gewinnbringend, wenn sich die Beispiele direkt auf das Problemverhalten oder die Symptomatik des Patienten beziehen (z. B. Beschreibung einer Angstreaktion bei Angstpatienten). Zu diesem Zweck können bereits in der Therapiesitzung mögliche Situationen ausgewählt werden. Das Arbeitsblatt hat dabei keinen Anspruch auf Vollständigkeit aller möglichen Ausdrucksformen der Symptomatik, sondern dient primär der Vertiefung des 4-Ebenen-Modells.

Worauf ist bei der Besprechung zu achten?

Bei der Besprechung sollte überprüft werden, ob die vom Patienten genannten Symptome auch korrekt den vier Ebenen zugeordnet wurden. Bei Fehlern oder Unklarheiten sollte nachgefragt bzw. korrigiert werden – häufig ist gerade die Differenzierung von Gedanken (im Sinne von Bewertungen) und Gefühlen schwierig. Wichtig ist außerdem, vom Patienten benutzte ideosynkratische Beschreibungen von Gefühlen oder körperlichen Empfindungen in ihrer Bedeutung zu klären, so dass Therapeut und Patient zukünftig von einem gemeinsamen Verständnis dieser Begriffe ausgehen können.

Wenn Patienten große Schwierigkeiten mit der Identifikation und Benennung eigener Gefühle oder Gedanken haben, sollten weitere Beispiele für die vier Ebenen in der Therapie durchgesprochen werden.

4-Ebenen-Modell

Menschliche Reaktionen lassen sich allgemein auf vier Ebenen beschreiben: der gedanklichen Ebene, der Ebene der Gefühle, der Ebene der Körpersymptome und der Ebene des Verhaltens. Obwohl alle vier Ebenen miteinander in Beziehung stehen und sich gegenseitig beeinflussen, müssen nicht immer alle Ebenen gleich stark ausgeprägt sein bzw. in dieselbe Richtung gehen. Eine Person kann beispielsweise vor einer Prüfung Angstsymptome, wie Zittern und Herzklopfen, haben und gleichzeitig unter anderem denken „Ich bin gut vorbereitet, mir kann nichts passieren".

Beobachten Sie, wie sich die vier Ebenen in verschiedenen Situationen bei Ihnen äußern und ergänzen Sie die Darstellung um ein eigenes Beispiel.

Situation:
Moment vor der mündlichen Prüfung

Gefühle:
Aufregung, Zuversicht

Reaktionen/Verhalten:
Ins Prüfungszimmer gehen, Prüfer freundlich grüßen

Gedanken:
„Ich bin gut vorbereitet, ich werde das schaffen."

Körperempfindungen:
Zitternde Hände, Schwitzen, Herzklopfen

Arbeitsblatt 3.2:

Gewöhnung an Symptome

Zugehörige therapeutische Aufgabe:

Durchführung und Protokollierung von Symptomprovokationsübungen.

Ziele der Aufgabe:

Für den Therapeuten: Beurteilung des Übungsverlaufs bei interozeptiven Konfrontationsübungen.

Für den Patienten: Gewöhnung an angstauslösende Körpersymptome.

Wann kann das Arbeitsblatt eingesetzt werden?

Das Arbeitsblatt eignet sich vor allem für Patienten mit Ängsten vor bestimmten Körperempfindungen.

Wie soll das Arbeitsblatt ausgefüllt werden?

Das Arbeitsblatt wird jeweils im Anschluss an eine Übungssequenz ausgefüllt. Dabei sollte zunächst immer Datum und Uhrzeit der Übung eingetragen werden, sowie das Angstrating für jeden einzelnen Durchgang. Als Durchgang zählt dabei jede Wiederholung der Übung unmittelbar nacheinander. Wenn die Übung erst am nächsten Tag wiederholt wird, gilt das als neue Übung. In der letzten Spalte ist Platz für Anmerkungen des Patienten, wie beispielsweise neue oder ungewöhnliche Empfindungen oder Variationen der Übung.

Wann/wie oft soll das Arbeitsblatt ausgefüllt werden?

Das Arbeitsblatt wird jeweils nach Durchführung einer Übungssequenz ausgefüllt. Die Häufigkeit der Übung richtet sich dabei nach der Vereinbarung.

Worauf ist bei der Vergabe zu achten?

Die Hausaufgabe sollte nur vergeben werden, wenn die entsprechenden Übungen mindestens einmal mit dem Therapeuten durchgeführt wurden und der Patient genau weiß, wie er die Übung durchführen soll.

Es sollten nie mehr als zwei Provokationsübungen (z. B. Hyperventilation, Drehen auf der Stelle etc.) aufgegeben werden, damit der Patient lange genug an einer Übung arbeiten kann. Die Übungen sollten entsprechend bereits bei der Vergabe in das Protokoll eingetragen werden. Eine Übung sollte dabei immer aus mehreren Durchgängen bestehen (z. B. täglich innerhalb von 30 Minuten dreimal für eine Minute hyperventilieren).

Worauf ist bei der Besprechung zu achten?

Die Besprechung zielt auf den Verlauf der Angstratings über die Zeit und die Schlussfolgerungen, die der Patient daraus zieht. Sollte trotz kontinuierlichen Übens die Angst während der Übungen nicht nachlassen, empfiehlt es sich, die Übung im therapeutischen Setting zu wiederholen, um sicherzustellen, dass die Übung richtig ausgeführt wird.

Gewöhnung an Symptome

Bitte führen Sie die mit Ihrem Therapeuten vereinbarten Übungen zur Gewöhnung an Körpersymptome durch. Beginnen Sie mit der ersten Übung und wiederholen Sie diese so lange, bis die durch die Übung ausgelöste Angst bei 3 oder geringer ist. Gehen Sie erst dann zur nächsten Übung über. Bitte geben Sie für jeden Übungsdurchgang an, wie hoch die stärkste Angst während der Übung war. Nutzen Sie dafür die folgende Skala:

0	1	2	3	4	5	6	7	8	9	10
keine Angst		wenig			mittel			stark		extreme Angst

Übung	Datum/ Uhrzeit	Durch- gang	Maximale Angst	Anmerkungen
1.		1		
		2		
2.		1		
		2		

Arbeitsblatt 3.3:

Konfrontationsübungen mit Angstverlaufskurven

Zugehörige therapeutische Aufgabe:

Durchführung von Konfrontationsübungen.

Ziele der Aufgabe:

Für den Therapeuten: Beurteilung des Übungsverlaufs sowie Hinweise auf mögliche Probleme bei den Übungen.

Für den Patienten: Protokollierung der Erfahrungen beim Aufsuchen von angstbesetzten Situationen; Abgleich der Erwartung mit dem tatsächlichen Erleben.

Wann kann das Arbeitsblatt eingesetzt werden?

Das Arbeitsblatt eignet sich für Konfrontationsübungen, z. B. bei allen phobischen Ängsten.

Wie soll das Arbeitsblatt ausgefüllt werden?

Der erste Teil des Arbeitsblatts sollte vor dem Beginn der Konfrontationsübung ausgefüllt werden und umfasst Befürchtungen in Bezug auf die Situation sowie ein Rating der Erwartungsangst. Darüber hinaus soll der Patient den antizipierten Angstverlauf mit einer gestrichelten Linie in das Diagramm eintragen.

Nach der Übung wird der zweite Teil des Bogens ausgefüllt. Dazu sollen zunächst für alle Übungsdurchgänge die tatsächlichen Angstverlaufskurven in das Diagramm eingetragen und nummeriert werden. Es folgen im Anschluss einige Fragen zur Nachbearbeitung der Übungssituation sowie zum erneuten Rating der Erwartungsangst. Zum Schluss wird der Patient angeregt, weitere Übungsmöglichkeiten abzuleiten.

Wann/wie oft soll das Arbeitsblatt ausgefüllt werden?

Das Arbeitsblatt sollte für jede Konfrontationsübung ausgefüllt werden, auch für solche, die vorzeitig abgebrochen werden. Es empfiehlt sich, dem Patienten mehr Protokolle mitzugeben als tatsächlich Übungen vereinbart wurden, so dass auch zusätzliche, selbständig geplante Übungen dokumentiert werden können.

Worauf ist bei der Vergabe zu achten?

Der Protokollbogen dient der Dokumentation der Übung, ersetzt jedoch nicht eine genaue Planung und Vorbesprechung der Konfrontationsübung. Dabei sollten vor allem die genaue Übungssituation festgelegt sowie konkrete Verhaltensregeln für die Situation besprochen werden (Angstabfall abwarten, kein Sicherheitsverhalten). Je nach Übung und Möglichkeit sollten darüber hinaus Zeit und Ort für die Durchführung der Übung besprochen werden sowie die Häufigkeit der Übungsdurchführung.

In Bezug auf das Protokoll kann darauf hingewiesen werden, dass das Protokoll aus zwei Teilen besteht, die jeweils vor und nach der Übung ausgefüllt werden sollen.

Worauf ist bei der Besprechung zu achten?

Bei der Besprechung sollten die Auswertung der Angstverlaufskurven im Vordergrund stehen, sowie die Schlussfolgerungen, die der Patient aus den Verläufen zieht. Zeigen sich ungewöhnliche Verläufe, z. B. kein klarer Angstabfall sondern eher ein Auf-und-Ab der Angst oder ein Konstantbleiben der Angst auf einem mittleren Niveau, sollte der Therapeut gezielt nach dem Verhalten des Patienten in der Situation fragen, um mögliches Sicherheits- oder Vermeidungsverhalten zu identifizieren und zu besprechen. Der Therapeut sollte darüber hinaus auch die Dauer der Übungen abfragen, falls dies nicht vom Patienten mit dokumentiert wurde.

Die Schlussfolgerungen des Patienten aus dem Übungsverlauf sollten auf jeden Fall explizit besprochen werden, auch im Hinblick auf ihre Bedeutung für den weiteren Therapieverlauf. Der Patient soll auf diese Weise bei günstigen Übungsverläufen motiviert werden, weitere Übungen selbstgeleitet durchzuführen; bei ungünstigen Verläufen wird darauf geachtet, worauf der Patient diesen ungünstigen Ausgang attribuiert. Wenn die Schlussfolgerungen des Patienten sich nicht mit dem Rational der Konfrontation verein-baren lassen (z. B. wenn der Patient folgert, dass die Angst nicht nachlassen wird), sollte gezielt nach alternativen Erklärungen für den Übungs-verlauf gesucht werden.

Konfrontationsübungen mit Angstverlaufskurven

Vor der Übung:

Was wollen Sie konkret tun?

_____

_____

Was glauben Sie, wird während der Übung passieren (Körperliche Symptome, Gefühle, Gedanken, Verhalten)?

_____

_____

Wie hoch ist Ihre Angst, wenn Sie an diese Übung denken (0 bis 10)? _____

Bitte zeichnen Sie *vor der Übung* den erwarteten Angstverlauf mit einer gestrichelten Linie in das Diagramm.

Nach der Übung:

Zeichnen Sie den tatsächlichen Angstverlauf durchgezogen in das Diagramm.

Welche Ihrer Befürchtungen sind während der Übung eingetreten?

_____

Was schlussfolgern Sie aus dem Verlauf der Übung?

_____

_____

Wie hoch ist Ihre Angst, wenn Sie jetzt an diese Situation denken (0–10)? _____

Wie können Sie das Gelernte weiter festigen (weitere Übungsideen)?

_____

_____

Arbeitsblatt 3.4:

Konfrontationsübungen

Zugehörige therapeutische Aufgabe:

Protokollierung von mehreren Konfrontationsübungen.

Ziele der Aufgabe:

Für den Therapeuten: Dokumentation von Übungen zwischen den Therapiesitzungen.

Für den Patienten: Dokumentation von selbstgeleiteten Konfrontationsübungen.

Wann kann das Arbeitsblatt eingesetzt werden?

Das Arbeitsblatt eignet sich vor allem für Patienten mit phobischen Ängsten, die bereits viele Übungen selbständig durchführen.

Wie soll das Arbeitsblatt ausgefüllt werden?

In das Arbeitsblatt wird pro Konfrontationsübung eine Zeile eingetragen. In der ersten Spalte wird die Aktivität kurz beschrieben. Zur Einschätzung der Dauer der Übung werden in den nächsten Spalten Anfangs- und Endzeit der Übung eingetragen. Die Phase möglicher Erwartungsangst wird hierbei nicht berücksichtigt. Die nächsten Spalten erfragen Angstratings von 0 („keine Angst) bis 10 („sehr starke Angst") zu Beginn, am Angsthöhepunkt während der Übung und am Ende der Übung.

Bei Bemerkungen können zusätzliche Angaben gemacht werden, z. B. wenn neue oder unvorhergesehene Ereignisse auftraten.

Wann/wie oft soll das Arbeitsblatt ausgefüllt werden?

Jede Konfrontationsübung sollte möglichst bald nach Beendigung der Aufgabe im Protokollbogen vermerkt werden. Falls eine Übung mehrere angstauslösende Elemente beinhaltet, z. B. „mit dem Bus zur Anlegestelle fahren, dann eine Schiffsfahrt machen", sollen die Übungsteile getrennt protokolliert werden.

Worauf ist bei der Vergabe zu achten?

Für eine beispielhafte Übung, die möglichst kurz zurückliegt, sollte der Bogen exemplarisch ausgefüllt werden. Die Anzahl und Art der Übungen sollten vorbesprochen werden, zusätzlich können jedoch noch selbst geplante oder spontan aufgetretene Übungssituationen protokolliert werden.

Worauf ist bei der Besprechung zu achten?

Das Arbeitsblatt erlaubt eine Reihe von Überprüfungen der ohne therapeutische Begleitung durchgeführten Übungen, wie z. B. ob die Übungen so häufig durchgeführt wurden wie vereinbart oder ob die Übung lang genug durchgeführt wurde (Angstrating am Ende der Übung sollte deutlich geringer sein als beim Angsthöhepunkt).

Konfrontationsübungen

Beschreibung der Aktivität	Beginn der Übung	Ende der Übung	Angst zu Beginn	Maximale Angst	Angst am Ende	Bemerkungen
	(Datum/Uhrzeit)		Beurteilung von 0 = „keine Angst" bis 10 = „sehr starke Angst"			

Arbeitsblatt 3.5:

Konfrontationsübungen bei Zwängen

Zugehörige therapeutische Aufgabe:

Protokollierung von Konfrontationsübungen bei zwanghafter Symptomatik.

Ziele der Aufgabe:

Für den Therapeuten: Dokumentation von Übungen zwischen den Therapiesitzungen; Informationsgewinn über den Verlauf jeder Übung, assoziierte Kognitionen, körperliche Symptome und mögliche Gegenmaßnahmen.

Für den Patienten: Dokumentation von selbstgesteuerten Konfrontationsübungen, Visualisierung des Angstverlaufs.

Wann kann das Arbeitsblatt eingesetzt werden?

Das Arbeitsblatt eignet sich für Patienten mit einer Zwangsproblematik, die im Rahmen der Behandlung Expositionsübungen durchführen.

Wie soll das Arbeitsblatt ausgefüllt werden?

Für jede Übungssituation wird ein Blatt verwendet. Vor der Situation soll konkret aufgeschrieben werden, was geplant ist, unabhängig davon, ob die Übung dann tatsächlich so durchgeführt wird. Vor der Übung sollen außerdem die Befürchtungen in Bezug auf das zu übende Verhalten sowie ein Überzeugungsrating eingetragen werden.

In das Achsenkreuz wird nach bzw. während der Übung der Verlauf von Angst und Anspannung über die Zeit hinweg eingezeichnet. Zusätzlich wird nach gegenregulierenden Maßnahmen im Sinne von Zwangsritualen oder -gedanken gefragt, die der Patient möglicherweise während der Übung einsetzt. Der Patient schätzt ein, inwieweit die vor der Übung bestehenden Befürchtungen eingetreten sind und für wie zutreffend er sie nach der Übung hält. Der letzte Abschnitt des Arbeitsblattes ist für eigene Schlussfolgerungen des Patienten aus der Übung reserviert.

Wann/wie oft soll das Arbeitsblatt ausgefüllt werden?

Das Arbeitsblatt soll für jede Konfrontationsübung vor und nach der Übung bearbeitet werden.

Worauf ist bei der Vergabe zu achten?

Das Konzept der Angstverlaufskurven sollte vor Vergabe des Blattes bereits bekannt und mehrmals angewendet worden sein. Wenn vorherzusehen ist, dass eine Übung eine lange Zeit in Anspruch nehmen wird, ist eine Zeitvorgabe empfehlenswert, nach wie viel Minuten die Anspannung jeweils eingeschätzt werden sollte, um einen regelmäßigen und vollständigen Angstverlauf zu erhalten. Dies sollte dann vorbereitend auf der Zeitachse des Diagramms abgetragen werden. Falls sehr viele Übungen geplant sind, kann überlegt werden, ob nur einige der Übungen in dieser aufwendigen Weise protokolliert werden.

Worauf ist bei der Besprechung zu achten?

Die Besprechung des Protokolls erfolgt analog zu Arbeitsblatt 3.3 mit Schwerpunkt auf der Angstverlaufskurve und den Schlussfolgerungen des Patienten aus der Übung. Besonderes Augenmerk legt der Therapeut darüber hinaus auf mögliche Gegenmaßnahmen, die der Patient während der Übung eingesetzt hat, um Anspannung zu reduzieren. Fall der Patient solche Maßnahmen notiert hat, sollte der Therapeut zunächst darauf eingehen, wie nachvollziehbar dies ist, und möglichst einen Zusammenhang zur gezeichneten Angstverlaufskurve herstellen (diese dürfte im Moment des Einsetzens gegenregulierender Maßnahmen nach unten gehen). Zusätzlich weist der Therapeut aber auch noch einmal auf die langfristigen Wirkungen solcher Handlungen hin, insbesondere darauf, dass keine korrigierenden Erfahrungen in Bezug auf die Befürchtungen gemacht werden können. Dies sollte sich auch in den Überzeugungsratings des Patienten widerspiegeln. Zeigen sich Auffälligkeiten in der Angstverlaufskurve (bricht ab oder zeigt einen dramatischen Abfall), obwohl der Patient keine gegen-regulierenden Maßnahmen berichtet, sollte noch einmal der Übungsverlauf detailliert besprochen und exploriert werden, ob der Patient möglicherweise doch Vermeidungs- oder Sicherheitsstrate-gien eingesetzt hat. Wie bei allen Expositions-übungen sollten auch hier alle Ansätze der Auf-gabenerledigung verstärkt werden, da solche Übungen von Patienten in der Regel eine große Überwindung erfordern.

Konfrontationsübungen bei Zwängen

Datum: _____ Uhrzeit: von _____ bis _____

Situation: Was wollen Sie konkret tun?

_____

_____

Gedanken: Was glauben/befürchten Sie, wird während bzw. nach der Übung passieren?

_____

_____

Für wie realistisch halten Sie diese Befürchtung (0 bis 100 %)? _____ %

Übungsverlauf: Bitte zeichnen Sie den Verlauf der Unruhe oder Anspannung während der Übung in das Diagramm. 10 bedeutet dabei maximale Unruhe und Anspannung; 0 bedeutet, es ist keinerlei Anspannung vorhanden. Bitte markieren Sie auf der Zeitachse auch die Dauer der Übung.

Unruhe/Anspannung

10

5

0

Minuten

Gegenmaßnahmen: Haben Sie während der Übung etwas unternommen (tatsächlich oder in Gedanken), um auftretende Symptome, Gedanken oder die erlebte Anspannung zu reduzieren?

☐ nein

☐ ja, und zwar _____

_____

Befürchtungen: Sind Ihre Befürchtungen eingetreten? Wenn ja, in welchem Ausmaß?

_____

_____

Wie realistisch erscheinen Ihnen diese Gedanken jetzt (0 bis 100 %)? _____ %

Schlussfolgerungen: Was schlussfolgern Sie aus der Übung?

_____

_____

Arbeitsblatt 3.6:

Entspannungsprotokoll

Zugehörige therapeutische Aufgabe:

Protokollierung von Entspannungsübungen über eine Woche hinweg.

Ziele der Aufgabe:

Für den Therapeuten: Überblick, wann, wie oft und mit welchem Erfolg der Patient die Entspannungstechnik geübt hat.

Für den Patienten: Veranschaulichung von Fortschritten während der Übungsphase eines Entspannungsverfahrens.

Wann kann das Arbeitsblatt eingesetzt werden?

Das Arbeitsblatt kann bei allen Patienten eingesetzt werden, die Entspannungsübungen außerhalb der Therapiesitzung durchführen.

Wie soll das Arbeitsblatt ausgefüllt werden?

In das Arbeitsblatt werden die Begleitumstände sowie das Ergebnis einer Entspannungsübung eingetragen: Die erste Zeile ist für Tag und Uhrzeit bestimmt. Die zweite Zeile „Situation" erfragt die räumlichen und strukturellen Begleitumstände, z. B. „im Arbeitszimmer", „vor Mittagessen". In den nächsten Zeilen soll vor und nach der Entspannungsübung der Grad der Anspannung angegeben werden, indem der jeweils zutreffende Kreis markiert wird. In der Zeile „Wie gut entspannt?" soll der Patient zusätzlich ein globales Rating dafür abgeben, wie gut er sich während der Übung entspannen konnte. In der Zeile „Bemerkungen" können zu einzelnen Aspekten Ergänzungen gemacht werden, z. B. zu den Gründen, warum die Entspannung als besonders gut oder schlecht erlebt wurde. Auch Störungen können hier vermerkt werden.

Wann/wie oft soll das Arbeitsblatt ausgefüllt werden?

Das Arbeitsblatt soll nach jeder Entspannungsübung bearbeitet werden. In der Sitzung sollte gemeinsam vereinbart werden, was das Mindestziel dieser Aufgabe darstellt (z. B. „zwei Mal in der Woche mindestens 20 Minuten üben"). Das Arbeitsblatt kann während des gesamten Zeitraums des Erlernens eines Entspannungsverfahrens eingesetzt werden. Selbst nach der Stabilisierung der Entspannungsfähigkeit kann es sinnvoll sein, in größeren Abständen die Übungen erneut zu protokollieren, um die Wirkung der Übungen zu überprüfen.

Worauf ist bei der Vergabe zu achten?

Der Bogen sollte anhand der letzten Entspannungsübung ein Mal exemplarisch ausgefüllt werden. Übungen, die während der Therapiesitzung durchgeführt wurden, eignen sich hierbei gut. Falls für die Entspannungsübungen feste Zeiten vereinbart wurden, können diese zur Unterstützung und Erinnerung bereits in die erste Zeile des Arbeitsblatts eingetragen werden.

Worauf ist bei der Besprechung zu achten?

Viele Patienten unterschätzen den Aufwand für das Erlernen eines Entspannungsverfahrens und erwarten unrealistisch schnelle Erfolge. Dies sollte bei der Besprechung thematisiert werden.

Die genaue Betrachtung der einzelnen Übungen kann u. U. Hinweise auf mögliche Probleme geben, z. B. wenn die Übungen immer nur sehr kurz durchgeführt werden oder wenn immer wieder Störungen der Entspannungssituation auftreten. Falls über mehrere Tage und Wochen hinweg keinerlei oder nur geringe Veränderungen bei der Anspannung vor und nach der Entspannungsübung auftreten, sollte dies analysiert und das grundsätzliche Vorgehen verändert werden.

Entspannungsprotokoll

			vorher	nachher	vorher	nachher	vorher	nachher
Datum								
Uhrzeit								
Situation								
Anspannung (im Vergleich vor der Übung und danach)	5 = sehr stark		☐	☐	☐	☐	☐	☐
Anspannung	4		☐	☐	☐	☐	☐	☐
	3		☐	☐	☐	☐	☐	☐
	2		☐	☐	☐	☐	☐	☐
	1		☐	☐	☐	☐	☐	☐
	0 = gar nicht		☐	☐	☐	☐	☐	☐
Wie gut entspannt?	1 = sehr gut bis 6 = gar nicht		1 2 3 4 5 6		1 2 3 4 5 6		1 2 3 4 5 6	
Besonderheiten								

Arbeitsblatt 3.7:

Positive Erlebnisse

Zugehörige therapeutische Aufgabe:

Ausführen von Verhaltensweisen, die mit hoher Wahrscheinlichkeit positive Gefühle nach sich ziehen.

Ziele der Aufgabe:

Für den Therapeuten: Erhöhung der Häufigkeit von Verhaltensweisen, die subjektiv als angenehm erlebt werden mit dem Ziel der Stimmungshebung und verstärkter Selbstwirksamkeit; stärkere Beachtung von Ressourcen.

Für den Patienten: Veränderung des Fokus von negativen zu positiven Aspekten der eigenen Fertigkeiten, Schaffen neuer Verstärkerquellen.

Wann kann das Arbeitsblatt eingesetzt werden?

Das Arbeitsblatt kann bei allen Patienten eingesetzt werden.

Wie soll das Arbeitsblatt ausgefüllt werden?

Zunächst sollen während der Sitzung gemeinsam oder vorwiegend vom Patienten drei Verhaltensweisen genannt werden, die subjektiv als angenehm erlebt werden – entweder weil das Verhalten an sich angenehm ist (z. B. das Hören einer Entspannungs-CD) oder weil es mit hoher Wahrscheinlichkeit angenehme Konsequenzen hat (z. B. eine Freundin anrufen). Über eine Woche hinweg soll der Patient versuchen, diese Verhaltensweisen häufiger als bisher zu zeigen. Dies wird im Protokollbogen festgehalten. Gemeinsam sollte festgelegt werden, ob eine, zwei oder gleich drei Verhaltensweisen als Aufgabe angezielt werden. Falls Verhaltensweisen dabei sind, die von vielen äußeren Umständen abhängen, die nicht vom Patienten beeinflussbar sind, sollte der Therapeut darauf hinweisen, dass es wichtig ist, dass mindestens eine Verhaltensweise dabei ist, die der Patient unmittelbar selbst beeinflussen kann.

Wann/wie oft soll das Arbeitsblatt ausgefüllt werden?

Das Arbeitsblatt soll immer dann ausgefüllt werden, wenn eine der maximal drei Verhaltensweisen ausgeführt wurde, spätestens jedoch am Abend jedes Tages.

Worauf ist bei der Vergabe zu achten?

Vor dem Einsatz des Bogens sollten die drei Verhaltensweisen unbedingt nicht nur besprochen, sondern auch auf dem Arbeitsblatt schriftlich fixiert werden. Der Therapeut sollte dabei darauf achten, dass die Verhaltensweisen konkret und spezifisch benannt und beschrieben werden (z. B. nicht „jemandem eine Freude machen") und dass es realistisch betrachtet mit einer hohen Wahrscheinlichkeit zu positiven Konsequenzen kommt, falls das Verhalten nicht an sich als positiv erlebt wird. Beispielsweise wäre das Verhalten „Gespräch mit meinem Mann suchen" nur dann geeignet, wenn der Partner dies auch nahezu immer als positiv erlebt und auch entsprechend reagiert. Wenn die Gesprächssituation häufig zu Streits führt, wäre dieses Verhalten nicht geeignet für die Aufgabe. Ebenfalls sollte wie oben beschrieben darauf geachtet werden, dass genügend Verhaltensweisen aufgeführt sind, die der Patient tatsächlich beeinflussen kann. Falls mehrere Verhaltensweisen zur Umsetzung angestrebt werden, sollte darauf hingewiesen werden, dass diese nicht als Optionen betrachtet werden sollten, aus denen die jeweils passende Verhaltensweise ausgewählt werden kann, sondern dass dann auch alle Verhaltensweisen häufiger als bisher umgesetzt werden sollten. Dies ist wichtig, um dem Patienten seine direkten Einflussmöglichkeiten deutlich zu machen. Natürlich ist letztlich Ziel, dass der Patient eine Reihe möglichst verschiedener Verhaltensweisen zur positiven Beeinflussung seines Wohlbefindens zur Verfügung hat. Während der Phase des Trainings für einen systematischen Einsatz dieser Verhaltensweisen ist es jedoch ungünstig, wenn sich der Fokus ständig ändert.

Worauf ist bei der Besprechung zu achten?

Falls Therapeut und Patient mehrere Verhaltensweisen ausgewählt haben, sollte darauf geachtet werden, dass auch wirklich alle bei den sich bietenden Gelegenheiten umgesetzt wurden. Zusätzlich sollte erfragt werden, ob die Umsetzung des Verhaltens mehr oder weniger spontan geschah, oder ob eine aktive Entscheidung dafür notwendig war. Sollten Verhaltensweisen nicht wie geplant umgesetzt worden sein, thematisiert der Therapeut mögliche Barrieren oder Hindernisse, die der Umsetzung bislang im Wege standen. Falls sich ein Verhalten als sehr schwer umsetzbar erweist, sollte es durch ein anderes ersetzt werden. Wir empfehlen erst dann die Protokollierung wieder zurückzunehmen, wenn das Verhalten grundsätzlich im Verhaltensrepertoire des Patienten verankert ist.

Positive Erlebnisse

Diese Verhaltensweise/n will ich in der folgenden Woche häufiger zeigen: _____

_____

_____

Bitte tragen Sie für jeden Tag ein, wie oft jede der niedergeschriebenen Verhaltensweisen aufgetreten ist (z. B. „2 x", „gar nicht"). Bei „Gefühl danach" können Sie Anmerkungen dazu machen, welche Gefühle die Verhaltensweise bei Ihnen ausgelöst hat (z. B. „stolz", „unverändert", „gefreut"). Unter „Bemerkungen" können Sie zusätzliche Angaben zu den Situationen und/oder den Gefühlen machen.

In der ersten Zeile sehen Sie eine Beispieleintragung für die Verhaltensweisen: 1. In der Mittagspause kurz spazieren gehen; 2. abends eine halbe Stunde lesen, 3. Kind loben.

Datum	Verhalten 1		Verhalten 2		Verhalten 3		Bemerkungen
	Häufigkeit	Gefühle danach	Häufigkeit	Gefühle danach	Häufigkeit	Gefühle danach	
Beispieltag	1 x	entspannt, stolz	–	geärgert über mich selbst	3 x	zufrieden	statt Buch zu lesen Wäsche gemacht – entgegen des Plans

Aus Fehm und Helbig: Hausaufgaben in der Psychotherapie © 2008 Hogrefe, Göttingen

Arbeitsblatt 3.8:

Positive Eigenschaften

Zugehörige therapeutische Aufgabe:

Persönliche Stärken reflektieren.

Ziele der Aufgabe:

Für den Therapeuten: Bearbeitung des negativen Selbstbilds.

Für den Patienten: Realistischere Einschätzung der eigenen Person, Anerkennung persönlicher Stärken.

Wann kann das Arbeitsblatt eingesetzt werden?

Das Arbeitsblatt kann bei allen Patienten eingesetzt werden.

Wie soll das Arbeitsblatt ausgefüllt werden?

Der Patient wird aufgefordert, alles was ihm zu den auf dem Blatt aufgeführten Fragen einfällt, zu notieren. Dabei soll darauf geachtet werden, dass kein Punkt relativiert oder einer negativen Eigenschaft gegenüber gestellt wird. Es ist hilfreich zu betonen, dass vorwiegend konkrete Verhaltensweisen berücksichtigt werden sollten, die zu einer positiven Einschätzung durch sich selbst oder andere führen.

Wann/wie oft soll das Arbeitsblatt ausgefüllt werden?

Das Arbeitsblatt wird einmalig eingesetzt. Es kann sowohl im Rahmen der kognitiven Umstrukturierung eingesetzt werden als auch zur Rückfallprophylaxe.

Worauf ist bei der Vergabe zu achten?

Das Arbeitsblatt soll in erster Linie zur Reflexion über die eigene Person bei Selbstwertproblemen anregen – es ist nicht entscheidend, ob für jede der oben aufgeführten Fragen eine Antwort gefunden wird. Es kann sinnvoll sein, ein Kriterium für die Anzahl der zu beschreibenden Verhaltensweisen oder Eigenschaften festzulegen, da Patienten dazu neigen, nur wenige positive Einschätzungen über die eigene Person zuzulassen. Um ein vertieftes Nachdenken darüber anzustoßen, sollten mindestens zehn verschiedene positive Merkmale notiert werden.

Worauf ist bei der Besprechung zu achten?

Die Besprechung im Rahmen der kognitiven Umstrukturierung sollte vorrangig auf eine Metaebene abzielen: Wie passen die positiven Einschätzungen in das Selbstbild des Patienten? Ziel ist eine Relativierung der vorherrschend negativen Selbsteinschätzung und die Anerkennung der eigenen Person als Mensch mit Stärken und Schwächen. Die Einschätzung sollte dabei vorwiegend an Verhaltensweisen orientiert sein, weniger an angenommenen Eigenschaften.

Positive Eigenschaften

- Was an Ihnen ist aus Ihrer Sicht oder aus der Sicht anderer Personen schätzens- oder liebenswert?

- In welchen Situationen stellen Sie fest, dass andere Ihnen Sympathie entgegenbringen?

- Worin liegen Ihre Stärken?

- Was haben Sie bislang in Ihrem Leben alles geleistet, worauf Sie stolz sein können?

- Was können Sie inzwischen besser als in früheren Zeiten?

- Wann haben Sie etwas geschafft, von dem Sie nicht sicher waren, dass Sie es schaffen könnten?

Arbeitsblatt 3.9:

Neue Denk- und Verhaltensweisen zur Gewohnheit werden lassen

Zugehörige therapeutische Aufgabe:

Protokollierung von in der Therapie neu erlernten oder wieder aktivierten Denk- oder Verhaltensweisen, die innerhalb der nächsten Woche häufiger gezeigt werden sollen.

Ziele der Aufgabe:

Für den Therapeuten: Rückmeldung über die Umsetzung der neuen Verhaltensweise, Förderung von Therapietransfer hinein in Alltagssituationen.

Für den Patienten: Dokumentation der Umsetzung der neuen Verhaltenweise, Verstärkung des Umsetzungsprozesses durch die Visualisierung.

Wann kann das Arbeitsblatt eingesetzt werden?

Das Arbeitsblatt kann bei allen Patienten eingesetzt werden. Die Aufgabe schließt sich ideal an therapeutische Prozesse an, bei denen der Patient beschlossen hat, konkretes Verhalten zu ändern. Die Umsetzungsmöglichkeiten sind bekannt bzw. wurden bereits besprochen.

Wie soll das Arbeitsblatt ausgefüllt werden?

Über der Tabelle muss in jedem Fall die neue Denk- oder Verhaltensweise genau benannt werden. Nach Wochentag und Datum in der ersten Spalte, wird in der zweiten Spalte die Häufigkeit der Umsetzung notiert (z. B. „drei Mal", „ein Mal"). Unter Besonderheiten können individuelle Eintragungen gemacht werden, es kann jedoch auch eine spezifische Beobachtungsaufgabe zusätzlich erfolgen (z. B. eine Beurteilung der Stimmung bevor die Aktivität umgesetzt wurde, falls eine Hypothese zum Zusammenhang zwischen Stimmung und der Umsetzung der neuen Denk- oder Verhaltensweise besteht). In der letzten Spalte wird ein Rating zur Zufriedenheit mit der Umset-

zung erfragt, das von 0 = „gar nicht" bis 10 = „sehr" abgefragt wird. Dies erlaubt eine schnellere Identifikation von Problemen bei der Umsetzung.

Wann/wie oft soll das Arbeitsblatt ausgefüllt werden?

Das Blatt soll über eine Woche hinweg ein Mal täglich ausgefüllt werden, günstigerweise am Ende des Tages.

Worauf ist bei der Vergabe zu achten?

Falls die neue Verhaltensweise mehrere Varianten umfasst (z. B. Ziel: „zuverlässiger sein" umfasst „pünktlich sein" und „Verabredungen einhalten"), kann in der oberen Zeile auch ein weniger konkreter Oberbegriff eingetragen werden. Dann ist es wichtig, dass die verschiedenen Komponenten des Verhaltens in der Therapiesitzung genau besprochen werden.

Worauf ist bei der Besprechung zu achten?

Die Einträge im Arbeitsblatt bieten in der Regel vielfältige Anknüpfungspunkte: Wenn die Umsetzung des neuen Verhaltens nur sporadisch erfolgt ist, können förderliche und hinderliche Bedingungen erarbeitet und für die Folgezeit Veränderungen in der Umsetzung besprochen werden. Falls trotz erfolgter Umsetzung des Verhaltens das Rating der Zufriedenheit niedrig ausfällt, sollte dies ebenfalls thematisiert werden. Möglicherweise unterliegt der Patient dem Paradox, dass nur spontan gezeigtes Verhaltens wirklich „echt" und gut ist. Vielleicht waren aber auch noch nicht alle situativen Bedingungen optimal oder das neue Denken oder Verhalten war aufgrund der Neuartigkeit noch fremd. Nicht zuletzt ist auch denkbar, dass der Patient zu hohe Ansprüche an die Geschwindigkeit von Veränderungen hat. Diese Ansprüche müssen herausgearbeitet und verändert werden.

Neue Denk- und Verhaltensweisen zur Gewohnheit werden lassen

Was wollen Sie in der kommenden Woche umsetzen, üben oder beobachten? _____

Bitte tragen Sie in der folgenden Tabelle für jeden Tag ein, ob und wie oft Sie dieses Ziel erreicht haben!

Tag/Datum	Wie häufig umgesetzt?	Besonderheiten/Probleme?	Zufrieden? (0 = „gar nicht" – 10 = „sehr")

Arbeitsblatt 3.10:

Ungünstige Denkstile

Zugehörige therapeutische Aufgabe:

Hinterfragen eigener Denkstile.

Ziele der Aufgabe:

Für den Therapeuten: Vertiefung des Konzepts dysfunktionaler Gedanken.

Für den Patienten: Information über ungünstige Gedanken, Identifizieren eigener Beispiele.

Wann kann das Arbeitsblatt eingesetzt werden?

Das Arbeitsblatt kann bei allen Patienten eingesetzt werden, die dysfunktionale Denkstile aufweisen.

Wie soll das Arbeitsblatt ausgefüllt werden?

Der Patient soll das Arbeitsblatt aufmerksam lesen. Für jeden Denkfehler, den er von sich selbst kennt, soll ein eigenes Beispiel auf die freie Linie eingetragen werden.

Wann/wie oft soll das Arbeitsblatt ausgefüllt werden?

Das Arbeitsblatt wird einmalig bearbeitet.

Worauf ist bei der Vergabe zu achten?

Vor Vergabe dieser Aufgabe sollte mit dem Patienten besprochen werden, was mit ungünstigen Denkstilen gemeint ist (kein willentlicher Fehler, sondern typische Denkweise) und welche Auswirkungen sie haben können. Es sollte darauf hingewiesen werden, dass solche Denkstile nicht vom Patienten „verschuldet" werden, sondern dass diese weit verbreitet sind. Bei depressiven Patienten kann darauf hingewiesen werden, dass Veränderungen in der Denkweise auch Ausdruck der depressiven Störung sein können. Hilfreich ist hier, ein Beispiel mit dem Patienten gemeinsam zu erarbeiten.

Worauf ist bei der Besprechung zu achten?

Auch wenn das Arbeitsblatt einfach aufgebaut ist und für den Therapeuten wenig neue Informationen enthält, sollte überprüft werden, ob die vom Patienten notierten Beispiele tatsächlich zum oben genannten Denkstil passen, damit sicher gestellt wird, dass sowohl Therapeut als auch Patient die jeweiligen Begriffe einheitlich verwenden. Daher sollten auch nicht ganz passende Beispiele korrigiert werden.

Falls es dem Patienten schwer fällt, eigene Beispiele für den jeweiligen ungünstigen Denkstil zu finden, sollte der Therapeut noch einmal mit dem Patienten gemeinsam überlegen. Es ist allerdings nicht erforderlich, jedem einzelnen Denkstil eigene Gedanken zuzuordnen. Die vom Patienten am häufigsten erlebten ungünstigen Denkweisen können zur besseren Erinnerung zusätzlich markiert werden.

Ungünstige Denkstile

Willkürliches Schlussfolgern

negative Schlüsse aus nicht ausreichendem Beweismaterial ziehen

„Sie sieht mich nicht an, sie mag mich also nicht."

Eigenes Beispiel? _____

_____

Emotionale Beweisführung

etwas als wahr bewerten, weil man es fühlt

„Wenn es mir Angst macht, muss es auch gefährlich sein."

Eigenes Beispiel? _____

_____

Übergeneralisierung

weitreichende Schlüsse aus einzelnem Ereignis ziehen

„Wenn es einmal so war, dann wird es immer so sein."

Eigenes Beispiel? _____

_____

Übertriebenes Verantwortungsgefühl

„Ich bin für jedes Problem verantwortlich."

Eigenes Beispiel? _____

_____

Personalisieren

„Alles (Negative) hat mit mir zu tun."

Eigenes Beispiel? _____

_____

Katastrophisieren

schlimmstmögliche Ausgänge antizipieren

„Ich werde auf jeden Fall entlassen."

Eigenes Beispiel? _____

_____

Dichotomes Denken/Schwarz-weiß-Denken

Entweder-Oder-Denken; keine Abstufungen

„Es gibt nur gut oder schlecht, schwarz oder weiß."

Eigenes Beispiel? _____

_____

Arbeitsblatt 3.11:

Entkatastrophisieren

Zugehörige therapeutische Aufgabe:

Befürchtungen bearbeiten.

Ziele der Aufgabe:

Für den Therapeuten: Informationsvermittlung bzw. Vertiefung der Technik des Entkatastrophisierens, Unterstützung der kognitiven Umstrukturierung.

Für den Patienten: Information zum Entkatastrophisieren; Lernen, mit eigenen „Katastrophengedanken" angemessen umzugehen.

Wann kann das Arbeitsblatt eingesetzt werden?

Das Arbeitsblatt kann bei allen Patienten eingesetzt werden, die katastrophisierende Denkweisen berichten.

Wie soll das Arbeitsblatt ausgefüllt werden?

Nach Eintragen der zu bearbeitenden Situation (z.B. Sohn ist nicht zur vereinbarten Zeit zu Hause), soll der Patient zunächst die drei oberen Kästen von links nach rechts bearbeiten, die jeweils nach dem katastrophisierten Ausgang, dem bestmöglichen Ausgang und dem wahrscheinlichsten Ausgang der Situation fragen, wobei Ausgang auch langfristige Konsequenzen einer Situation meinen kann. Im Anschluss soll der Patient überlegen, inwieweit er selbst Einfluss auf diese Situation oder seinen Umgang mit der Situation nehmen kann, um die Wahrnehmung von Handlungsmöglichkeiten zu unterstützen (untere Reihe).

Wann/wie oft soll das Arbeitsblatt ausgefüllt werden?

Das Arbeitsblatt sollte auf jeden Fall mehrfach eingesetzt werden, um dem Patienten zu ermöglichen, Prinzipien des Entkatastrophisierens zu verinnerlichen. Dabei kann es bei den ersten Malen ausführlich besprochen werden, um möglichen Missverständnissen vorzubeugen. Später kann es dem Patienten aber auch als Blankoformular für den Bedarfsfall mitgegeben werden.

Worauf ist bei der Vergabe zu achten?

Das Arbeitsblatt sollte erst eingesetzt werden, wenn der Patient das kognitive Modell zum Zusammenhang zwischen Gedanken und Gefühlen, und damit die Bedeutung seiner Gedanken für das eigene Befinden kennt. Der Bogen enthält noch einmal einzelne psychoedukative Informationen zum Konzept „Katastrophisieren", es ist jedoch hilfreich, dies vorher mit dem Patienten zu besprechen. Bei erstmaligem Ausfüllen des Blattes sollte zur Orientierung die Situation und eventuell auch die Befürchtung eingetragen werden, die bearbeitet werden sollen; auch um sicherzustellen, dass es sich dabei tatsächlich um Katastrophendenken handelt und nicht um realistische Sorgen oder Befürchtungen.

Worauf ist bei der Besprechung zu achten?

Auch bei der Besprechung sollte zunächst der Fokus auf die oberen drei Kästchen gelegt werden. Dabei ist insbesondere die Einschätzung des Patienten zum wahrscheinlichsten Ausgang einer Situation interessant, da hier weitere Denkfehler zu verzerrten Wahrnehmungen führen können. Falls der Therapeut einen anderen Ausgang der Situation als wahrscheinlich annimmt als der Patient, sollte zunächst überprüft werden, wie der Patient zu seiner Einschätzung gelangt ist, da er unter Umständen von Informationen ausgeht, die dem Therapeuten fehlen. Ist dies nicht der Fall, können Therapeut und Patient gemeinsam nach weiteren alternativen Ausgängen der Situation suchen und deren Wahrscheinlichkeit einschätzen. Gleiches gilt, falls dem Patienten selbst keine weiteren Ausgänge der Situation einfallen. Analog können die drei unteren Kästen besprochen werden, wobei auch indirekte Handlungsmöglichkeiten des Patienten (z.B. sich prophylaktisch über einen Sachverhalt informieren) hervorgehoben werden sollten. Entspricht der Grübelinhalt des Patienten tatsächlich dem wahrscheinlichsten Ausgang, sollte richtig gestellt werden, dass es sich in diesem Fall nicht um einen Denkfehler, sondern um eine realistische Einschätzung der Situation handelt – in diesem Fall gewinnen die drei unteren Kästen noch einmal an Bedeutung.

Entkatastrophisieren

Manchmal neigen wir dazu, den schlimmstmöglichen Ausgang einer Situation vorwegzunehmen und uns darüber zu sorgen – obwohl es in der Situation nicht nur viel günstigere, sondern auch wahrscheinlichere Ausgänge gibt. Wir machen sprichwörtlich „aus einer Mücke einen Elefanten".

Dies kann zu einer großen Belastung führen, wenn wir uns von den gedachten Katastrophen und deren Folgen gedanklich nicht mehr lösen können – dann sind häufig Angst, Sorgen oder Anspannung die Folgen. In solchen Fällen kann es helfen, sich die Situation noch einmal unter einem anderen Blickwinkel anzusehen. Das folgende Arbeitsblatt soll Ihnen dabei helfen.

Situation:

Wahrscheinlichster Ausgang:

Wie können Sie sich auf den wahrscheinlichsten Ausgang am besten vorbereiten?

Bestmöglicher Ausgang:

Was können Sie zum bestmöglichen Ausgang beitragen?

Befürchteter Ausgang:

Was können Sie tun, um den befürchteten Ausgang zu verhindern?

Arbeitsblatt 3.12:

Hinterfragen von Gedanken

Zugehörige therapeutische Aufgabe:

Vertiefte Disputation dysfunktionaler Kognitionen.

Ziele der Aufgabe:

Für den Therapeuten: Informationen über dysfunktionale und alternative Kognitionen und die Fähigkeit des Patienten zur distanzierten Disputation der ungünstigen Gedanken.

Für den Patienten: Notieren der unterstützenden und kritischen Argumente für und gegen die eigene Überzeugung, Unterstützung des Automatisierungsprozesses bei der Anwendung von Disputationstechniken.

Wann kann das Arbeitsblatt eingesetzt werden?

Das Arbeitsblatt kann bei allen Patienten eingesetzt werden. Falls nach mehrmaliger Bearbeitung des Protokolls keine neuen Argumente für und gegen den kritischen Gedanken auftreten, sollte die Umsetzung der alternativen Gedanken auf andere Weise erfasst werden, z. B. mit Hilfe des Bogens 3.9 „Neues zur Gewohnheit werden lassen", der nur die Umsetzung des neuen Gedankens abbildet ohne diesen zu disputieren.

Wie soll das Arbeitsblatt ausgefüllt werden?

In der oberen Zeile werden zunächst der als problematisch identifizierte Gedanke, die Situation, in der er typischerweise auftritt, sowie ein Überzeugungsrating eingetragen. In den beiden Spalten sammelt der Patient Argumente für und gegen die Richtigkeit bzw. Funktionalität dieses Gedankens. Im unteren Teil des Blattes wird der Patient aufgefordert, einen neuen Gedanken und das dazugehörige Überzeugungsrating zu notieren, falls die Disputation des ursprünglichen Gedankens dies nahe legt.

Wann/wie oft soll das Arbeitsblatt ausgefüllt werden?

Das Arbeitsblatt kann auf zwei Arten eingesetzt werden: Entweder werden bereits identifizierte Gedanken während der Therapiesitzung gemeinsam eingetragen, die dann als Hausaufgabe disputiert werden sollen. Falls die Identifikation der Gedanken dem Patienten problemlos gelingt, kann als zweite Variante der Bogen immer dann eingesetzt werden, wenn der Patient einen dysfunktionalen Gedanken bei sich bemerkt. Mit Hilfe des Bogens soll der Gedanke dann disputiert und modifiziert werden.

Worauf ist bei der Vergabe zu achten?

Voraussetzung für den Einsatz des Bogens ist, dass in der Therapie bereits dysfunktionale Kognitionen identifiziert wurden, und dass das Konzept des kritischen Hinterfragens eines Gedankens eingeführt wurde. Manchen Patienten fällt es anfangs schwer, ungünstige Gedanken zu benennen oder sie fügen zu viele, eigentlich eigenständige Gedanken zu einem zusammen. Wenn der Bogen das erste Mal vergeben wird, sollten daher alle Schritte für einen Gedanken gemeinsam durchgegangen und notiert werden. Die Eintragung dient gleichzeitig als Anleitung und Gedächtnisstütze für zu Hause. Beim Identifizieren der Belege dafür und dagegen sollte besonders darauf geachtet werden, dass wirklich alle relevanten Aspekte genannt werden.

Worauf ist bei der Besprechung zu achten?

Bei der Besprechung sollten zum einen die bereits bei der Vergabe angesprochenen Punkte überprüft werden (Ist der notierte Gedanke wirklich *ein* Gedanke oder sind mehrere verschiedene Themen enthalten? Sind alle Argumente genannt?). Zusätzlich sollte darauf geachtet werden, dass die formulierten Alternativgedanken als mindestens halbwegs überzeugend eingeschätzt werden. Viele Patienten berichten, dass die neu formulierten Gedanken künstlich und fremd sind. Dies hat oft mit der mangelnden Vertrautheit dieser anderen Sichtweise zu tun und legt sich, sobald die alternativen Gedanken vertrauter werden. Sollten die Alternativgedanken jedoch auch nach einiger Zeit noch als wenig überzeugend eingestuft werden, sollte dies thematisiert und bearbeitet werden. Möglicherweise findet der Patient die Belege für den neuen Gedanken nicht stichhaltig oder er hat wichtige, den alten Gedanken unterstützende Argumente nicht notiert bzw. ist sich dieser gar nicht bewusst.

Hinterfragen von Gedanken

Situation: _____

Gedanke: _____

Überzeugung (0 bis 100 %): _____

Belege dafür	Belege dagegen

neuer Gedanke: _____

Überzeugung (0 bis 100 %): _____

Arbeitsblatt 3.13:

Veränderung ungünstiger Gedanken

Zugehörige therapeutische Aufgabe:

Selbstbeobachtung bezüglich negativer automatischer Gedanken, Entwickeln von Alternativgedanken.

Ziele der Aufgabe:

Für den Therapeuten: Entwickeln von Alternativgedanken durch den Patienten; Übertragung des in der Therapiesitzung Besprochenen in den Alltag.

Für den Patienten: Distanz zu den eigenen automatischen Gedanken gewinnen; mit Ruhe und Abstand eigene angemessenere Gedanken finden.

Wann kann das Arbeitsblatt eingesetzt werden?

Das Arbeitsblatt kann bei allen Patienten eingesetzt werden.

Wie soll das Arbeitsblatt ausgefüllt werden?

Zunächst müssen die automatischen Gedanken eingetragen werden (Spalte 2), sowie die auslösende Situation (Spalte 1) und die darauf folgenden Gefühle (Spalte 3). Dann soll mit zeitlichem und emotionalem Abstand zu dieser Situation ein angemessenerer Gedanke formuliert werden. In der letzten Spalte soll das Gefühl benannt werden, das dieser Gedanke in der Vorstellung auslöst, sowie das Ausmaß der Überzeugung, dass dieser Gedanke für die Person selbst zutreffen könnte (0 „gar nicht" bis 100 „völlig").

Wann/wie oft soll das Arbeitsblatt ausgefüllt werden?

Die automatischen Gedanken und ihre Begleitumstände (Spalten 1 bis 3) sollten möglichst zeitnah zu der Situation eingetragen werden, in der sie aufgetreten sind. Ideen für Alternativgedanken sollten in einer ruhigen Situation erarbeitet werden, die nicht notwendigerweise direkt auf die ursprüngliche Situation folgen muss. Die Zahl der eingetragenen Gedanken ist nicht vorgegeben, sondern sollte mit dem Patienten gemeinsam festgelegt werden: Denkbar ist z. B. an ein oder zwei Tagen *alle* Gedanken aufzuschreiben und zu bearbeiten. In anderen Fällen mag es günstiger sein, eine bestimmte Anzahl von Gedanken festzulegen, die identifiziert und bearbeitet werden sollen. Im Zweifelsfall sollte ein Modus gewählt werden, der dem Patienten im Rahmen seiner Möglichkeiten am leichtesten umsetzbar scheint.

Worauf ist bei der Vergabe zu achten?

Häufig treten in einer Situation mehrere Gedanken auf, die nicht alle ungünstig sein müssen. Falls die Patienten Bedenken haben, dass es dann zu lange dauert, eine einzige Situation durchzuarbeiten, kann entgegnet werden, dass viele Gedanken in ähnlicher Form ebenfalls in anderen Situationen auftreten, so dass vom akribischen Durcharbeiten einer Situation auch andere Situationen profitieren.

Bei der letztlichen Festlegung der Aufgabe sollte genau besprochen werden, wie häufig und zu welchen Zeiten das Arbeitsblatt ausgefüllt werden sollte, so dass ein klares Zielkriterium feststeht.

Worauf ist bei der Besprechung zu achten?

Beim Besprechen der neu erarbeiteten Gedanken sollte auf die Stundeninhalte Bezug genommen werden (z. B. „Was von dem, was wir in der Sitzung besprochen haben, hat Ihnen denn geholfen, diese neue Sichtweise zu entwickeln?"). Dass die Überzeugungsratings für die angemessenen Gedanken anfangs oft niedrig sind, sollte nicht abschrecken – gegenüber den automatischen Gedanken fühlen sich die „neuen" Gedanken oft noch fremd an. Nur falls die Überzeugung auch mit der Zeit nicht stärker wird, sollte dies thematisiert werden: Hier besteht die Gefahr, dass die Patienten dem Therapeuten oder anderen Personen zuliebe erwünschte Gedanken aufschreiben, ohne von deren Potenzial für das eigene Leben Gebrauch zu machen.

Veränderung ungünstiger Gedanken

Ereignis	Automatische Gedanken	Gefühl	Neuer Gedanke	Gefühl	Überzeugung
Datum/Zeit/Situation	Was ging Ihnen in diesem Moment durch den Kopf?	Welche Gefühle hatten Sie? Wie stark? (0–10)	Was wäre ein angemessener Gedanke?	Welche Gefühle haben Sie? Wie stark? (0–10)	(0–100)

Arbeitsblatt 3.14:

Nützliche und unnütze Sorgen

Zugehörige therapeutische Aufgabe:

Unangemessene Sorgen identifizieren.

Ziele der Aufgabe:

Für den Therapeuten: Unterstützung der kognitiven Therapie bei häufigem Sorgen und Grübeln.

Für den Patienten: Ungünstige Sorgen von angemessenen Sorgen differenzieren lernen.

Wann kann das Arbeitsblatt eingesetzt werden?

Das Arbeitsblatt eignet sich für Patienten mit dysfunktionalen Sorgen, vor allem im Rahmen einer Generalisierten Angststörung.

Wie soll das Arbeitsblatt ausgefüllt werden?

Es sollte jeweils nur eine spezifische Sorge hinterfragt werden, die oben auf dem Arbeitsblatt eingetragen wird. Weiter unten findet sich eine Reihe von Fragen, die im Einzelnen vom Patienten durchgegangen werden sollen, um eine Abschätzung über die Nützlichkeit der Sorge zu ermöglichen. Der Patient kann dabei stichwortartig in die rechte Spalte des Blattes eintragen, was ihm zur jeweiligen Frage einfällt. Die beiden letzten Fragen (grau hinterlegt) sollten auf jeden Fall ausgefüllt werden, da diese eine Entscheidung über die Nützlichkeit einer Sorge verlangen.

Wann/wie oft soll das Arbeitsblatt ausgefüllt werden?

Das Arbeitsblatt ist einmalig für eine spezifische Sorge auszufüllen – soll der Patient mehrere Sorgen hinterfragen, müssen entsprechend mehrere Bögen ausgehändigt werden.

Worauf ist bei der Vergabe zu achten?

Das Arbeitsblatt soll erst dann eingesetzt werden, wenn bereits während der Therapiesitzung eine Differenzierung von Sorgeninhalten in hilfreich und nicht hilfreich stattgefunden hat und der Patient das Ziel dieser Unterscheidung kennt.

Wird die Aufgabe zum ersten Mal vergeben, sollte mit dem Patienten die Sorge oder der Grübelgedanke, der hinterfragt werden soll, konkret benannt und bereits ins Protokoll eingetragen werden. Im weiteren Verlauf kann der Patient das Arbeitsblatt auch eigenständig für das Hinterfragen weiterer Sorgen nutzen.

Worauf ist bei der Besprechung zu achten?

Der Therapeut sollte zunächst auf die Einschätzung über die Nützlichkeit der Sorge schauen – teilt er die Einschätzung des Patienten nicht, werden die Unterscheidungskriterien für nützliche und unnütze Sorgen wiederholt, um anschließend die entsprechenden Fragen mit dem Patienten noch einmal durchzugehen.

Manchmal haben Patienten Schwierigkeiten, die Frage „Was ist das zu lösende Problem?" zu beantworten – dies ist häufig bereits ein Hinweis darauf, dass die zu untersuchende Sorge unnütz ist, da keine Relevanz oder Handlungsmöglichkeiten definiert werden können.

Nützliche und unnütze Sorgen

Wir alle sorgen uns oder grübeln von Zeit zu Zeit. Die Frage dabei ist, ob diese Sorgen uns helfen oder nicht. Hilfreiche oder nützliche Sorgen führen zu einer konkreten und spezifischen Handlung. Es sind Gedanken über Dinge, die mit einer gewissen Wahrscheinlichkeit passieren werden oder die plausibel sind. Unnütze Sorgen sind Grübeleien über Dinge, die passieren *könnten*, die aber eher unwahrscheinlich sind.

Meine aktuelle Sorge: _____

Frage	Antwort
Ist das etwas, das mit eher geringerer Wahrscheinlichkeit passieren wird?	
Was glaube ich, wird genau passieren?	
Was ist das zu lösende Problem?	
Was genau kann ich unternehmen?	
Sind diese Handlungen vertretbar und vernünftig?	
Sorge ich mich um Dinge, über die ich wenig oder gar keine Kontrolle habe?	
Ist das eine hilfreiche oder eine unnütze Sorge?	
Warum oder warum nicht?	

Arbeitsblatt 3.15:

Grübelzeit

Zugehörige therapeutische Aufgabe:

Einführung einer kontrollierten „Grübelzeit".

Ziele der Aufgabe:

Für den Therapeuten: Sorgenexposition; kognitive Umstrukturierung in Bezug auf katastrophisierende Gedanken.

Für den Patienten: Reduktion der Grübelzeit durch bewusstes und zeitlich begrenztes Grübeln; Ermöglichung einer Habituationserfahrung durch bewusstes Zuendedenken einer Sorge.

Wann kann das Arbeitsblatt eingesetzt werden?

Das Arbeitsblatt eignet sich für Patienten mit dysfunktionalen Sorgen, vor allem im Rahmen einer Generalisierten Angststörung.

Wie soll das Arbeitsblatt ausgefüllt werden?

Neben dem Datum werden auf dem Bogen Beginn und Ende der Grübelzeit vermerkt. Der Patient wird gebeten, die Anspannung oder Angst zu Beginn und zum Ende der Grübelzeit sowie die maximale Angst während der Übung auf einer Ratingskala einzuschätzen. Zusätzlich werden alle körperlichen Symptome dokumentiert, die während dieser Zeit aufgetreten sind. Die Symptome werden dabei in der Liste markiert.

Das Protokoll enthält in der zweiten Hälfte Platz für eine Beschreibung der Sorgeninhalte oder Vorstellungen – diese sollten so ausführlich wie möglich beschrieben werden. Darüber hinaus soll der schlimmstmögliche Ausgang für diese Vorstellung benannt werden. Im Anschluss an die Beschreibung des Sorgeninhalts soll der Patient sich Gedanken über mögliche alternative Bewertungen oder realistische Ausgänge seiner Sorge machen.

Wann/wie oft soll das Arbeitsblatt ausgefüllt werden?

Das Protokoll wird im Anschluss an eine Grübelzeit ausgefüllt. Für jede vereinbarte Grübelzeit muss daher ein gesondertes Arbeitsblatt mitgegeben werden.

Worauf ist bei der Vergabe zu achten?

Der Bogen kann erst eingesetzt werden, wenn mit dem Patienten gemeinsam die Strategie der „Grübelzeit" besprochen und eingeführt wurde. Mit „Grübelzeit" wird dabei eine eingegrenzte tägliche Zeitperiode beschrieben, in der der Patient bewusst zum Grübeln über ein spezifisches Thema aufgefordert wird. Der Patient wird instruiert, in dieser Zeit über eine bestimmte Sorge zu grübeln und diese so weit wie möglich zu Ende zu denken. Außerhalb der Grübelzeit auftretende Sorgen oder Grübeln sollen unterbrochen werden, z. B. durch Gedankenstopp, um sie dann auf die festgelegte Zeit zu verschieben.

Das vorgestellte Protokoll dient der Dokumentation der vereinbarten Grübelzeit sowie der Grübelinhalte. Die Umstände für die Durchführung der Grübelzeit sollten möglichst genau vorbesprochen werden, so dass festgelegt ist, wann, wie lange und wie häufig der Patient sich mit seinen Sorgen auseinander setzen soll.

Worauf ist bei der Besprechung zu achten?

Der Patient sollte zunächst für jede durchgeführte Grübelzeit verstärkt werden. Wurde die Übung mehrfach aufgegeben, kann ein Verlauf der Angstratings über die Zeit betrachtet werden. Darüber hinaus kann der Patient durch Geleitetes Entdecken oder bisherige Erfahrungen in der Therapie erkennen, dass er durch bewusstes Steuern seiner Vorstellungen die Angst und Anspannung selbst beeinflussen kann (Vergleich des Ratings schlimmste Vorstellung versus versuchte Neubewertung). Ein weiterer Fokus der Auswertung kann auf den Sorgeninhalten und den versuchten Neubewertungen des Patienten liegen, die Ansatzpunkte für eine weiterführende kognitive Therapie sein können.

Grübelzeit

Datum: _____   Zeit: von _____ bis _____

Angst/Anspannung (0 = „gar nicht" bis 10 = „extrem stark"):

Zu Beginn der Übung: _____

Zu Ende der Übung: _____

Maximale Angst während der Übung: _____

Symptome während der Vorstellung *(bitte alle ankreuzen, die Sie während der Übung erlebt haben)*:

☐ Zittern, Zuckungen   ☐ Übelkeit, Durchfall, Magenbeschwerden

☐ Muskelspannung, Schmerzen   ☐ Harndrang

☐ Hitzewallungen oder Kälteschauer   ☐ Müdigkeit

☐ Ruhelosigkeit   ☐ Schluckbeschwerden, Kloß im Hals

☐ Atemnot, Erstickungsgefühle   ☐ übertriebene Schreckhaftigkeit

☐ Herzklopfen, -rasen, -stolpern   ☐ Blackout

☐ Anspannung   ☐ Trockener Mund

☐ Schwitzen, feuchtkalte Hände   ☐ Reizbarkeit

☐ Schwindel oder Benommenheit

Inhalt der Vorstellung/der Sorgen:

_____

_____

_____

_____

Der schlimmstmögliche Ausgang:

_____

_____

_____

Mögliche Alternativen/Lösungsvorschläge/Bewertungen:

_____

_____

_____

Angst/Anspannung bei Vorstellung von Alternativen (0 bis 10): _____

Arbeitsblatt 3.16:

Realitätsprüfung

Zugehörige therapeutische Aufgabe:

Annahmen über sich und andere in einem Verhaltensexperiment testen.

Ziele der Aufgabe:

Für den Therapeuten: Dokumentation eines konkreten Verhaltensexperiments.

Für den Patienten: Überprüfen dysfunktionaler Annahmen in der Realität.

Wann kann das Arbeitsblatt eingesetzt werden?

Das Arbeitsblatt kann bei allen Patienten eingesetzt werden.

Wie soll das Arbeitsblatt ausgefüllt werden?

Der obere Teil des Arbeitsblattes soll vor dem Experiment und nach Möglichkeit bereits in der Therapiesitzung ausgefüllt werden. Darunter trägt der Patient jeweils stichpunktartig seine Erfahrungen während des Experimentes ein. Dabei soll die Situation, in der das Verhaltensexperiment tatsächlich durchgeführt wurde, noch einmal beschrieben werden sowie das Verhalten des Patienten und die Reaktionen darauf. Der Patient soll selbst notieren, welche Schlussfolgerungen er aus dem Verlauf der Übung zieht. Jeweils vor und nach dem Experiment ist ein Überzeugungsrating auf einer Skala von 0 bis 100 % für die überprüfte Annahme abzugeben.

Wann/wie oft soll das Arbeitsblatt ausgefüllt werden?

Das Arbeitsblatt soll nach Durchführung des Verhaltensexperimentes ausgefüllt werden. Für jedes Verhaltensexperiment sollte ein separates Arbeitsblatt zur Verfügung gestellt werden, auch wenn möglicherweise zwei Experimente zur Überprüfung der gleichen Annahme vereinbart werden.

Worauf ist bei der Vergabe zu achten?

Der obere Teil des Arbeitsblatts (Annahme, Experiment zur Überprüfung) sollte bereits in der Therapiesitzung vorbesprochen und ausgefüllt werden. Insbesondere das Verhaltensexperiment selbst, also die Art und Weise, in der der Patient seine Annahme überprüfen will, sollte gut abgesprochen werden, damit das Experiment (a) überhaupt geeignet ist, um die Annahme zu prüfen und (b) nicht so angelegt ist, dass die Annahme des Patienten nur bestätigt werden kann. Die Vorhersage des Patienten, was genau während der Überprüfung passieren wird, sollte ebenfalls, zumindest beim ersten Mal, genau vorbesprochen werden, um sicher zu stellen, dass der Patient sich auf tatsächlich beobachtbares Verhalten konzentriert und nicht von eigenen Gefühlen ausgeht, um die Situation zu bewerten.

Worauf ist bei der Besprechung zu achten?

Jedes Verhaltensexperiment sollte ausführlich nachbesprochen und verstärkt werden, da diese Experimente häufig eine enorme Überwindung für den Patienten bedeuten. Die Auswertung konzentriert sich in der Regel auf die Erfahrungen des Patienten und seine Schlussfolgerungen im Hinblick auf die zu überprüfende Annahme. Hat der Patient Zweifel an seiner bisherigen Annahme bekommen, kann daraus eine angemessenere Annahme formuliert werden, die mit den Erfahrungen im Verhaltensexperiment übereinstimmt.

Hat ein Verhaltensexperiment nicht den gewünschten Effekt, sondern bestärkt den Patienten eher noch in seiner Annahme, sollte sehr sorgfältig nach den Gründen für den ungünstigen Ausgang des Experiments gesucht werden. Häufig liegen diese entweder darin, dass das Experiment nicht gut geeignet war, um die Annahme zu überprüfen oder darin, dass dem Patienten die Fertigkeiten fehlen, um ein entsprechendes Experiment durchzuführen. Im letzteren Fall sollte sich ein Fertigkeitentraining anschließen. Bei ungünstig entwickelten Verhaltensexperimenten sollte das Zutreffen der Annahme des Patienten nicht in Frage gestellt werden, da die Erfahrungen aus dem Verhaltensexperiment die Annahme zunächst stützen. Stattdessen sollte die Planung des Exeriments thematisiert und gegebenenfalls korrigiert werden. Zusätzlich kann nach der Funktionalität der Annahme gefragt werden („Was bringt es Ihnen, das anzunehmen? Was kostet Sie es eventuell?").

Realitätsprüfung

Vor der Übung:

Welche Annahme wollen Sie überprüfen?

Wie überzeugt sind Sie, dass diese Annahme zutrifft? (0 bis 100 %)

Wie wollen Sie diese Annahme überprüfen? (wann, wo, was tun?)

Was erwarten Sie, was genau passieren wird?

Nach der Übung:

Datum, Uhrzeit

Situation

Was haben Sie genau getan?

Was ist passiert?

Ist Ihre Annahme bestätigt worden?

Was schlussfolgern Sie aus dem Verlauf der Übung?

Wie überzeugt sind Sie jetzt, dass Ihre Annahme zutrifft? (0 bis 100 %)

Arbeitsblatt 3.17:

Entscheidungshilfe

Zugehörige therapeutische Aufgabe:

Argumente für und gegen eine Entscheidung abwägen.

Ziele der Aufgabe:

Für den Therapeuten: Systematisierung und Unterstützung des Entscheidungsprozesses.

Für den Patienten: Begründete Entscheidungen treffen.

Wann kann das Arbeitsblatt eingesetzt werden?

Das Arbeitsblatt kann bei allen Patienten eingesetzt werden.

Wie soll das Arbeitsblatt ausgefüllt werden?

In die Tabelle werden alle Argumente für und wider eine Entscheidung getrennt nach kurzfristigen und langfristigen Konsequenzen eingetragen. Unten finden sich noch einige freie Linien, auf denen der Patient Notizen zu fehlenden Informationen machen kann, die für eine bessere Entscheidungsfindung hilfreich wären.

Wann/wie oft soll das Arbeitsblatt ausgefüllt werden?

Das Arbeitsblatt wird für jede Entscheidung einmalig bearbeitet.

Worauf ist bei der Vergabe zu achten?

Bei der Suche nach Argumenten kann darauf hingewiesen werden, dass diese häufig durch die Konsequenzen einer Entscheidung definiert werden.

Die Frage „Was wird passieren, wenn Sie sich für oder gegen (…) entscheiden?" hilft einigen Patienten, zu mehr Argumenten zu kommen.

Worauf ist bei der Besprechung zu achten?

Es sollte zunächst besprochen werden, ob relevante Informationen für das Treffen einer Entscheidung fehlen und wie diese zugänglich sind. In einzelnen Fällen werden nur sehr wenige Argumente vom Patienten gefunden – hier kann bei der Besprechung noch einmal danach gefragt werden, ob die Entscheidung nicht noch in anderen Lebensbereichen Konsequenzen hätte. Es kann auch hilfreich sein, danach zu fragen, was die Entscheidung so schwer macht.

Im nächsten Schritt werden alle gesammelten Argumente für und gegen die Entscheidung bilanziert: Dafür kann noch einmal eine zusätzliche Gewichtung der jeweiligen Argumente entsprechend ihrer Bedeutsamkeit vorgenommen werden, so dass am Ende eine Entscheidung getroffen werden kann.

Kann der Patient sich trotz systematischer Analyse aller Argumente nicht entscheiden, kann der Therapeut darauf hinweisen, dass das Vermeiden einer Entscheidung dem Beibehalten des Status Quo entspricht und damit auch eine Entscheidung darstellt – und zwar mit allen Vor- und Nachteilen. Möglicherweise bestehen grundsätzliche Vorbehalte gegenüber einer Veränderung. Auch dies kann im Rahmen einer Übung bewusstgemacht werden (vgl. Arbeitsblatt 1.4 „Veränderungsanalyse").

Entscheidungshilfe

Bei schwierigen Entscheidungen kann es hilfreich sein, sich alle positiven und negativen Konsequenzen dieser Entscheidung bewusst zu machen. Denken Sie dabei sowohl an kurzfristige als auch an langfristige Auswirkungen, die diese Entscheidung haben kann. Das folgende Schema soll Ihnen dabei helfen, alle möglichen Aspekte bei Ihrer Entscheidung zu berücksichtigen.

	Für _____ spricht	Gegen _____ spricht
Kurzfristig		
Langfristig		

Brauchen Sie noch weitere Informationen, um Ihre Entscheidung treffen zu können? Wenn ja, welche Informationen sind das und woher können Sie diese erhalten?

_____

_____

Arbeitsblatt 4.1:

Was habe ich in der Therapie gelernt?

Zugehörige therapeutische Aufgabe:

Notieren der drei wichtigsten Dinge, die während bzw. durch die Therapie gelernt wurden.

Ziele der Aufgabe:

Für den Therapeuten: Rückmeldung über wichtigste Therapieergebnisse.

Für den Patienten: Rekapitulieren des Therapieverlaufes; Bewusstmachen der erfolgten Interventionen und Veränderungen.

Wann kann das Arbeitsblatt eingesetzt werden?

Das Arbeitsblatt kann bei allen Patienten eingesetzt werden.

Wie soll das Arbeitsblatt ausgefüllt werden?

Der Patient soll außerhalb der Sitzung über die Therapie reflektieren und die drei Aspekte der Behandlung notieren, die für ihn persönlich die größte Bedeutung hatten.

Wann/wie oft soll das Arbeitsblatt ausgefüllt werden?

Das Blatt wird zum Ende der Therapie, üblicherweise in der vorletzten Sitzung, ausgegeben.

Worauf ist bei der Vergabe zu achten?

Der Patient soll darauf hingewiesen werden, sich für die Bearbeitung des Blattes Zeit zu lassen und sich auf die gesamte Therapiezeit zu beziehen. Dafür ist es hilfreich, vorhandene Aufzeichnungen durchzusehen und/oder sich anhand der Termine den Verlauf den Therapie zu vergegenwärtigen. Bei der Auswahl der drei wichtigsten Dinge kommt es nur auf die Wahrnehmung des Patienten an, nicht z. B. auf die Zeitdauer, mit der ein bestimmtes Thema erarbeitet wurde. Es sollte auch darauf hingewiesen werden, dass das Blatt auf Wunsch nicht vorgelegt werden muss, so dass die Aussagen und Notizen ganz privat bleiben können.

Worauf ist bei der Besprechung zu achten?

Da bei der Vergabe angekündigt wurde, dass es um die persönliche Sichtweise des Patienten geht, darf natürlich im Nachhinein keine Wertung des Aufgeschriebenen erfolgen. So ist zu respektieren, wenn der Patient das Blatt nicht vorzeigen will. Extreme Antworten (z. B. „Ich habe gelernt, dass Psychotherapie nichts für mich ist.") sollten jedoch angesprochen werden; dann aber eher im Sinne von Verwunderung und Erstaunen mit der Bitte um Erläuterung, nicht um Korrektur der Antwort.

Was habe ich in der Therapie gelernt?

Bitte führen Sie die drei wichtigsten Dinge auf, die Sie während der Therapie bzw. durch die Therapie gelernt haben!

1._____

_____

_____

_____

_____

_____

_____

2._____

_____

_____

_____

_____

_____

_____

3._____

_____

_____

_____

_____

_____

_____

Arbeitsblatt 4.2:

Werkzeugkasten

Zugehörige therapeutische Aufgabe:

Benennung von in der Therapie erarbeiteten Interventionstechniken; Identifikation von möglichen zukünftigen (Problem-)Situationen, in denen die Anwendung dieser Strategien sinnvoll und hilfreich sein könnte.

Ziele der Aufgabe:

Für den Therapeuten: Unterstützung des Transfers von Therapieinhalten in den Alltag; Übernahme von therapeutischen Strategien in das reguläre Verhaltensrepertoire des Patienten; Rückfallprophylaxe.

Für den Patienten: Festigung des Gelernten; Zugang zu den neu erlernten oder wieder zugänglich gemachten Fähigkeiten; Bahnung des Einsatzes der Fähigkeiten und Fertigkeiten außerhalb der Therapiezeit.

Wann kann das Arbeitsblatt eingesetzt werden?

Das Arbeitsblatt kann bei allen Patienten eingesetzt werden. Das Blatt soll in Zeiten nach der Therapie als Gedächtnisstütze für hilfreiche Denk- und Verhaltensweisen dienen.

Wie soll das Arbeitsblatt ausgefüllt werden?

In den linken Kästchen sollen Strategien eingetragen werden, die innerhalb der Therapie neu erlernt und als hilfreich empfunden wurden. Dies können klassische Techniken sein, wie z. B. das Disputieren ungünstiger Gedanken, aber auch individuelle Methoden, wie z. B. mit einem persönlichen Ruhewort in Stresssituationen ruhiger zu werden. Hinter „Werkzeug:" in der darüber liegenden Zeile wird der Patient gebeten, der Strategie einen eigenen Namen zu geben (z. B. „Neu denken" für kognitive Umbewertung oder „Zauberwort" für die Nutzung des persönlichen Wortes zum Innehalten). Bei der Benennung der Strategien durch den Patienten kommt es weniger auf die inhaltliche und fachliche Korrektheit an als darauf, dass der Begriff für den Patienten die

Strategie möglichst gut symbolisiert. Im rechten Kästchen sollen schließlich mögliche zukünftige Situationen notiert werden, in denen diese Strategie eingesetzt werden könnte.

Wann/wie oft soll das Arbeitsblatt ausgefüllt werden?

Das Arbeitsblatt wird in der Regel gegen Ende der Therapie ausgegeben und erläutert. Das Ausfüllen durch den Patienten kann ruhig über mehrere Wochen hinweg verlaufen – je mehr Strategien der Patient für sich notiert, desto günstiger.

Worauf ist bei der Vergabe zu achten?

Ziel der Aufgabe ist die Unterstützung der Eigenständigkeit des Patienten beim Lösen zukünftiger Probleme. Das Arbeitsblatt verbleibt daher in jedem Fall beim Patienten.

Die ersten „Werkzeuge" sollten gemeinsam besprochen und eingetragen werden. Der Therapeut sollte darauf achten, dass die Werkzeuge abstrakt genug formuliert werden, so dass sie auch auf neuartige Situationen übertragen werden können. Ebenfalls kann Hilfestellung erforderlich sein, falls der Patient Schwierigkeiten hat, mehr oder weniger unterschiedliche Strategien voneinander zu trennen. Für das Ziel der Optimierung des Therapietransfers in den Alltag sollte darauf geachtet werden, dass die Formulierung der Interventionen möglichst gut verständlich erfolgt, so dass der Patient auch Monate nach der Therapie noch etwas mit seinen Notizen anzufangen weiß.

Worauf ist bei der Besprechung zu achten?

Letztlich gibt es bei diesem Protokollbogen keine richtigen oder falschen Angaben. Falls der Patient sich weigert, Strategien zu notieren oder weitere zu ergänzen, sollte dies allerdings in jedem Fall thematisiert werden. Die Grundhaltung sollte dabei sein, dass der Therapeut sich Sorgen macht, dass der Patient das Mittel des Werkzeugkastens nicht für sich nutzen will, um bei zukünftig auftretenden Problemen besser gewappnet zu sein. Gege-

benenfalls sollte wiederholt werden, was der er-
wartete Nutzen des Blattes ist. Vielleicht hat der
Patient jedoch nur Probleme mit einzelnen Aspekten dieses Bogens (z. B. dem relativ technischen Namen) und findet eine andere Form, die
erlernten Denk- und Verhaltensweisen für sich

nutzbar zu machen. Dagegen ist nichts einzu-
wenden, wenn die individuelle Variante die Kriterien der Abstrahierung und der leichten Zu-
gänglichkeit genauso erfüllt wie die Notizen auf
diesem Arbeitsblatt.

Werkzeugkasten von _____

Werkzeug:

In welcher Situation habe ich mir selbst weitergeholfen – und wie?	Für welche zukünftigen Situationen kann ich dieses Werkzeug nutzen?

Werkzeug:

In welcher Situation habe ich mir selbst weitergeholfen – und wie?	Für welche zukünftigen Situationen kann ich dieses Werkzeug nutzen?

Werkzeug:

In welcher Situation habe ich mir selbst weitergeholfen – und wie?	Für welche zukünftigen Situationen kann ich dieses Werkzeug nutzen?

Werkzeug:

In welcher Situation habe ich mir selbst weitergeholfen – und wie?	Für welche zukünftigen Situationen kann ich dieses Werkzeug nutzen?

Werkzeug:	
In welcher Situation habe ich mir selbst weitergeholfen – und wie?	Für welche zukünftigen Situationen kann ich dieses Werkzeug nutzen?

Werkzeug:	
In welcher Situation habe ich mir selbst weitergeholfen – und wie?	Für welche zukünftigen Situationen kann ich dieses Werkzeug nutzen?

Werkzeug:	
In welcher Situation habe ich mir selbst weitergeholfen – und wie?	Für welche zukünftigen Situationen kann ich dieses Werkzeug nutzen?

Werkzeug:	
In welcher Situation habe ich mir selbst weitergeholfen – und wie?	Für welche zukünftigen Situationen kann ich dieses Werkzeug nutzen?

Arbeitsblatt 4.3:

Ziele für die Zukunft

Zugehörige therapeutische Aufgabe:

Sammlung weiterer Ziele und Veränderungswünsche.

Ziele der Aufgabe:

Für den Therapeuten: Unterstützung der zunehmenden eigenverantwortlichen Problemlösung durch den Patienten.

Für den Patienten: Festigung allgemeiner Problemlösestrategien; Initiierung weiterer Veränderungen.

Wann kann das Arbeitsblatt eingesetzt werden?

Das Arbeitsblatt kann bei allen Patienten eingesetzt werden.

Wie soll das Arbeitsblatt ausgefüllt werden?

Das Arbeitsblatt enthält Fragen nach weiteren Veränderungszielen, sowie Fragen hinsichtlich bisher hilfreicher Strategien (Spalte 2) und zusätzlicher möglicher Interventionen (Spalte 3), um diese Ziele zu erreichen. Für einen gewinnbringenden Umgang mit dem Arbeitsblatt ist es wichtig, alle Schritte möglichst konkret zu planen. Der Patient sollte daher angeleitet werden, genau zu beschreiben, was sich verändern soll, wobei diese Veränderung sich auf ein beobachtbares Verhalten beziehen muss. Die dritte Spalte kann zunächst im Brainstorming-Verfahren bearbeitet werden, d. h. der Patient wird aufgefordert, dort zunächst alles einzutragen, was seiner Meinung nach noch zum definierten Ziel beitragen könnte.

Wann/wie oft soll das Arbeitsblatt ausgefüllt werden?

Das Arbeitsblatt ist einmalig auszufüllen, kann jedoch auch über mehrere Stunden hinweg ergänzt werden, wenn weitere Ziele angesprochen werden.

Worauf ist bei der Vergabe zu achten?

Das Arbeitsblatt kann vom Patienten selbständig ausgefüllt werden. Der Einsatz ist besonders empfehlenswert, wenn nicht alle Therapieziele im vollen Umfang erreicht werden konnten. Es kann aber auch eingesetzt werden, um Patienten noch einmal allgemeine Strategien zur Selbstmodifikation zu verdeutlichen. Ein Beispiel eines noch offenen Problems kann dabei bereits in der Stunde bearbeitet werden, um dem Patienten zu verdeutlichen, wie er beim Ausfüllen des Arbeitsblattes vorgehen kann.

Worauf ist bei der Besprechung zu achten?

Bei einer Besprechung sollte zunächst darauf geachtet werden, dass die geplanten Veränderungen realistisch sind. Erfüllen die Ziele des Patienten nicht die Kriterien Verhaltensnähe, Realisierbarkeit und Überprüfbarkeit, sollte dies mit dem Patienten besprochen und die Ziele entsprechend korrigiert werden. Hier kann auf das Arbeitsblatt 1.5 „Therapieziele genau beschreiben" Bezug genommen werden, falls dies am Anfang der Therapie eingesetzt wurde.

Ein zweiter Schritt in der Besprechung sollte auf die Interventionsplanung gerichtet sein: Welche der vom Patienten vorgeschlagenen Interventionen haben die meiste Aussicht auf Erfolg? Auch hier kann mit dem Patienten gemeinsam erarbeitet werden, welche Konsequenzen und Erfolgsaussichten jede der Interventionen hat. Der Therapeut kann darüber hinaus weitere Vorschläge machen, wie das Ziel des Patienten zu erreichen ist. Wird ein Ziel verfolgt, das bereits Thema der Therapie war, aber evtl. nicht im vollen Umfang erreicht werden konnte, sollte darüber hinaus darauf geachtet werden, dass weiterführende Interventionen dem gleichen Rational folgen, wie die bereits in der Therapie eingesetzten Methoden.

Ziele für die Zukunft	Woran will ich weiter arbeiten? Was soll sich in meinem Denken/Handeln noch verändern?	Was hat mir bisher geholfen, dieses oder ähnliche Ziele zu erreichen?	Was kann ich zusätzlich tun, um dieses Ziel zu erreichen?

Arbeitsblatt 4.4:

Umgang mit kritischen Situationen

Zugehörige therapeutische Aufgabe:

Vorwegnahme von Belastungssituationen nach dem Ende der Behandlung.

Ziele der Aufgabe

Für den Therapeuten: Unterstützung der Rückfallprophylaxe.

Für den Patienten: Vorwegnahme möglicher Probleme oder Belastungssituationen in der Zukunft; Regeln für den Umgang mit Belastungen herausarbeiten.

Wann kann das Arbeitsblatt eingesetzt werden?

Das Arbeitsblatt kann bei allen Patienten eingesetzt werden. In Abgrenzung zu den Arbeitsblättern 4.5 und 4.6 fokussiert es auf Problem- und Belastungssituationen nach Ende der Behandlung.

Wie soll das Arbeitsblatt ausgefüllt werden?

Das Arbeitsblatt enthält zwei Spalten, die jeweils zeilenweise für konkrete Situationen auszufüllen sind. Dabei wird in der ersten Spalte ein in der Zukunft liegendes Ereignis möglichst konkret beschrieben – das können sowohl Ereignisse sein, die sicher auftreten werden (z. B. Tod eines schwerkranken Angehörigen) als auch solche, bei denen der Patient fürchtet, dass sie auftreten könnten (z. B. Wiederauftreten von Panikattacken). In der zweiten Spalte soll ein Vergleich zu bereits bewältigten Situationen gezogen werden. Möglicherweise kann nicht für jedes antizipierte Ereignis ein vergleichbares bereits bewältigtes Problem herangezogen werden – in solchen Fällen kann eingetragen werden, welche anderen Möglichkeiten zur Bewältigung der Situation denkbar wären. Wichtig ist, dass die zweite Spalte nur erfolgreiche Problembewältigungen enthalten sollte, nicht jedoch

dysfunktionale Bewältigungsversuche. Falls das Arbeitsblatt 4.2 „Werkzeugkasten" genutzt wurde, kann dies eingesetzt werden, um weitere Ideen für Bewältigungsstrategien zu bekommen.

Wann/wie oft soll das Arbeitsblatt ausgefüllt werden?

Das Arbeitsblatt ist einmalig auszufüllen, kann jedoch auch über mehrere Stunden hinweg ergänzt werden, wenn weitere Problembereiche angesprochen werden.

Worauf ist bei der Vergabe zu achten?

Das Arbeitsblatt ist dann hilfreich, wenn Beschwerden oder Probleme typischerweise im Zusammenhang mit bestimmten Belastungen oder kritischen Lebensereignissen auftreten. Es ist häufig sinnvoll, bereits in der Therapiesitzung mit dem Patienten gemeinsam zu überlegen, welche kritischen Situationen in Zukunft auftreten könnten, um diese beispielhaft in die erste Spalte des Arbeitsblattes einzutragen.

Worauf ist bei der Besprechung zu achten?

Wie bereits dargestellt, sollte bei der Besprechung darauf geachtet werden, dass nur funktionale und hilfreiche Strategien zur Problembewältigung notiert werden, nicht jedoch Bewältigungsversuche, die vielleicht kurzfristig effektiv, langfristig jedoch problematisch erscheinen (z. B. Alkohol trinken, Vermeiden). Wenn dem Patienten keine vergleichbaren Erfahrungen einfallen, die er als Bewältigungsbeispiel heran ziehen kann, sollte in der Stunde noch einmal reflektiert werden, was er in der Therapie über die Bewältigung dieses oder ähnlicher Probleme gelernt hat. In jedem Fall sollte das Arbeitsblatt so ergänzt werden, dass für jede antizipierte kritische Situation Bewältigungsmöglichkeiten genannt werden.

Umgang mit kritischen Situationen	
Welche kritischen Situationen könnten in Zukunft auftreten?	• **Was nehme ich mir für diese Situation vor?** • **Was hat mir in ähnlichen Situationen früher geholfen?** • **Was kann ich außerdem tun, um mit dieser Situation umzugehen?**

Arbeitsblatt 4.5:

Gegenmittel

Zugehörige therapeutische Aufgabe:

Strategien zur Vorbeugung von Rückschritten sammeln.

Ziele der Aufgabe:

Für den Therapeuten: Unterstützung der Rückfallprophylaxe.

Für den Patienten: Schnelles Erkennen möglicher Probleme, Erinnerungshilfe für Bewältigungsmöglichkeiten.

Wann kann das Arbeitsblatt eingesetzt werden?

Das Arbeitsblatt kann bei allen Patienten eingesetzt werden. In Abgrenzung zu den Arbeitsblättern 4.4 und 4.6 fokussiert es auf das Entdecken geringer Verstärkungen der ursprünglichen Symptomatik.

Wie soll das Arbeitsblatt ausgefüllt werden?

Der Bogen enthält drei Spalten, die jeweils zeilenweise für ein konkretes Symptom oder Problem auszufüllen sind. Dabei wird in der ersten Spalte das Symptom bzw. das Problem benannt (z. B. „zu viel Stress", „Angst in Situationen" etc.). In die zweite Spalte werden Anzeichen geschrieben, an denen der Patient möglichst früh erkennen kann, dass das Problem wieder auftritt bzw. wieder auftreten könnte. Die dritte Spalte enthält Verhaltensweisen, die sich beim Auftreten des Problems bislang als hilfreich erwiesen haben oder Bewältigungsstrategien, die im Rahmen der Therapie besprochen wurden.

Wann/wie oft soll das Arbeitsblatt ausgefüllt werden?

Das Arbeitsblatt wird einmalig eingesetzt. Es kann jedoch über mehrere Stunden hinweg genutzt und ergänzt werden, wenn nacheinander einzelne Strategien besprochen werden.

Worauf ist bei der Vergabe zu achten?

Das Arbeitsblatt kann im Rahmen der Rückfallprophylaxe sowohl vorbereitend zur Besprechung antizipierter Probleme genutzt werden als auch als Sammlung und Erinnerungshilfe für in der Therapie gelernte Bewältigungsstrategien. Es hat sich als hilfreich erwiesen, bereits in der Therapiestunde ein Beispiel gemeinsam durchzugehen, um die Logik des Arbeitsblattes zu verdeutlichen oder weitere Symptome oder Probleme zu sammeln und in die erste Spalte einzutragen, für die der Patient zu Hause weitere Gegenmittel eintragen soll.

Worauf ist bei der Besprechung zu achten?

Die Besprechung sollte auf die Angemessenheit der ausgewählten Frühwarnzeichen und der vorgeschlagenen Bewältigungsmöglichkeiten fokussieren. Das Arbeitsblatt kann gegebenenfalls während der Sitzung ergänzt werden.

Gegenmittel			
Symptom/Problem	**Woran erkenne ich, dass das Problem wieder auftreten könnte? (Frühwarnzeichen)**	**Was kann ich dagegen tun?**	

Arbeitsblatt 4.6:

Selbstbeobachtung nach der Therapie

Zugehörige therapeutische Aufgabe:

Kontinuierliche und regelmäßige Selbstbeobachtung bezüglich erster Anzeichen für eine Verschlechterung der Symptomatik.

Ziele der Aufgabe:

Für den Therapeuten: Stabilisierung der in der Therapie erreichten Veränderung.

Für den Patienten: Sensibilisierung für eine mögliche Verschlechterung, Unterstützung bei der Selbstbeobachtung durch Systematisierung mit Hilfe eines Protokollbogens.

Wann kann das Arbeitsblatt eingesetzt werden?

Das Arbeitsblatt kann bei allen Patienten eingesetzt werden. In Abgrenzung zu den Arbeitsblättern 4.4 und 4.5 enthält es vor allem die Anleitung zur Selbstbeobachtung ausgewählter Symptome zu festgelegten Zeitpunkten.

Wie soll das Arbeitsblatt ausgefüllt werden?

Es werden zunächst zwei Symptom- oder Beschwerdebereiche festgelegt, für die eine Selbstbeobachtung erfolgen soll. Im Anschluss werden Frühwarnzeichen für eine Verschlechterung dieser Bereiche gesammelt und in die erste Spalte der Tabelle eingetragen – das kann unter Einbeziehung anderer, bereits ausgefüllter Arbeitsblätter, wie z. B. Arbeitsblatt 4.5 „Gegenmittel" geschehen. Im Anschluss werden für die folgenden sechs Wochen Tage festgelegt, an denen die Selbstbeobachtung retrospektiv für die vorangegangene Woche erfolgen soll – idealerweise sollte dies immer am selben Wochentag erfolgen. Diese Tage werden ebenfalls in die Tabelle eingetragen.

Noch vor Beginn der Selbstbeobachtung sollte der Patient auch die zweite Seite des Protokolls ausfüllen, auf der für beide Symptombereiche Kriterien festgelegt werden, ab wann eine Reaktion auf Anzeichen einer Verschlechterung erfolgen sollte (z. B. wenn über mehr als zwei Wochen mindestens mittelmäßig ausgeprägte Anzeichen vorgelegen haben), sowie welche genauen Maßnahmen in diesem Fall ergriffen werden sollten. Während der Selbstbeobachtungsphase markiert der Patient jeweils die Ausprägung der Frühwarnzeichen zu jedem Beobachtungszeitpunkt und für beide Symptombereiche durch ein Kreuz in der jeweiligen Zelle – so werden schnell Veränderungen deutlich. Es kann darüber hinaus auch das allgemeine Befinden in der Beobachtungszeit eingeschätzt werden.

Wann/wie oft soll das Arbeitsblatt ausgefüllt werden?

Das Arbeitsblatt wird gegen Ende der Therapie bearbeitet, dient jedoch der Protokollierung des Befindens über die Therapie hinaus für mindestens sechs Wochen.

Worauf ist bei der Vergabe zu achten?

Bei der Vergabe sollte darauf geachtet werden, dass der Therapeut dem Patienten weitgehend selbständig die Bearbeitung überlässt. Aufkommende Fragen sollten so weit wie möglich mit dem Hinweis auf bisherige Therapieinhalte vom Patienten selbst erarbeitet werden.

Worauf ist bei der Besprechung zu achten?

Da das Arbeitsblatt für die Zeit nach Therapieende gedacht ist, wird eine regelmäßige Besprechung der Selbstbeobachtungsergebnisse eher nicht erfolgen. Es ist jedoch wichtig, die vom Patienten erarbeiteten Frühwarnzeichen sowie Handlungsmöglichkeiten und Zeitkriterien für das Reagieren auf Veränderungen hinsichtlich ihrer Angemessenheit zu überprüfen, da nur auf diese Weise eine konstruktive Selbstbeobachtung des Patienten erfolgen kann.

Selbstbeobachtung nach der Therapie

Das folgende Protokoll soll Ihnen helfen, in der ersten Zeit nach der Therapie besonders auf ein mögliches Wiederauftreten von Symptomen zu achten. Bitte tragen Sie in das Protokoll zunächst ein, welche Symptome Sie in den nächsten Wochen beobachten wollen und woran Sie möglichst früh erkennen, dass ein Symptom erneut bzw. wieder stärker auftritt.

Bitte beurteilen Sie in den nächsten Wochen jeweils alle sieben Tage, ob und wie stark diese Frühwarnzeichen aufgetreten sind. Tragen Sie die Tage, an denen Sie die Beurteilung vornehmen wollen, in den Bogen fest ein.

Bitte tragen Sie auf der zweiten Hälfte des Bogens zusätzlich ein, wann Sie besondere Maßnahmen gegen das Wiederauftreten des Symptoms ergreifen müssen und welche genau das sind.

		Datum					
		Woche 1: __ . __	Woche 2: __ . __	Woche 3: __ . __	Woche 4: __ . __	Woche 5: __ . __	Woche 6: __ . __
Problembereich 1:							
Frühwarnzeichen:	**Ausprägung:**						
	5 – extrem stark	☐	☐	☐	☐	☐	☐
	4 – stark	☐	☐	☐	☐	☐	☐
	3 – deutlich	☐	☐	☐	☐	☐	☐
	2 – mittel	☐	☐	☐	☐	☐	☐
	1 – gering	☐	☐	☐	☐	☐	☐
	0 – keine	☐	☐	☐	☐	☐	☐
Problembereich 2:							
Frühwarnzeichen:	**Ausprägung:**						
	5 – extrem stark	☐	☐	☐	☐	☐	☐
	4 – stark	☐	☐	☐	☐	☐	☐
	3 – deutlich	☐	☐	☐	☐	☐	☐
	2 – mittel	☐	☐	☐	☐	☐	☐
	1 – gering	☐	☐	☐	☐	☐	☐
	0 – keine	☐	☐	☐	☐	☐	☐
Allgemeines Befinden	schlecht	☐	☐	☐	☐	☐	☐
	mittelmäßig	☐	☐	☐	☐	☐	☐
	gut	☐	☐	☐	☐	☐	☐

Maßnahmen im Falle einer Verschlechterung

Wann müssen Sie auf Anzeichen des Wiederauftretens eines Symptoms reagieren?
(z. B. *Wenn zwei Wochen hintereinander mindestens mittlere Ausprägung der Frühwarnzeichen*)

Problembereich 1:

Problembereich 2:

Was wollen Sie in so einem Fall tun?
(z. B. *erneute Übungen planen, Therapieaufzeichnungen durchgehen, Therapeuten kontaktieren etc.*)

Problembereich 1:

Problembereich 2:

Anmerkungen/Notizen:

Literatur

Abramowitz, J. S., Franklin, M. E., Zoellner, L. A. & DiBernado, C. L. (2002). Treatment compliance and outcome in obsessive-compulsive disorder. *Behavior Modification, 26*(4), 447–463.

Addis, M. E. & Jacobson, N. S. (2000). A closer look at the treatment rationale and homework compliance in cognitive-behavioral therapy for depression. *Cognitive Therapy and Research, 24,* 313–326.

Al-Kubaisy, T., Marks, I. M., Logsdail, S., Marks, M. P., Lovell, K., Sungur, M. & Araya, R. (1992). Role of exposure homework in phobia reduction: a controlled study. *Behavior Therapy, 23,* 599–621.

Bartling, G., Echelmeyer, L. & Engberding, M. (1998). *Problemanalyse im therapeutischen Prozess. Leitfaden für die Praxis* (4. Aufl.). Stuttgart: Kohlhammer.

Blagys, M. D. & Hilsenroth, M. J. (2002). Distinctive activities of cognitive-behavioral therapy: a review of the comparative psychotherapy process literature. *Clinical Psychology Review, 22,* 671–706.

Blanchard, E. B., Nicholson, N. L., Radnitz, C. L., Steffek, B. D., Appelbaum, K. A. & Dentinger, M. P. (1991a). The role of home practice in thermal feedback. *Journal of Consulting and Clinical Psychology, 59*(4), 507–512.

Blanchard, E. B., Nicholson, N. L., Taylor, A. E., Steffek, B. D., Radnitz, C. L. & Appelbaum, K. A. (1991b). The role of regular home practice in the relaxation treatment of tension headache. *Journal of Consulting and Clinical Psychology, 59*(3), 467–470.

Borgart, E.-J. & Kemmler, L. (1988). *Hausaufgaben-Durchführung im Rahmen von Problemlöse-Gruppentherapien.* Münsteraner Schriften zur Psychologischen Diagnostik und Klinischen Psychologie, Westfalische Wilhelms-Universität Münster.

Borgart, E.-J. & Kemmler, L. (1989). Hausaufgaben in der Psychotherapie. *Psychologische Rundschau, 40,* 10–17.

Borgart, E.-J. & Kemmler, L. (1991). Der Einsatz von Hausaufgaben in der Psychotherapie: ein Gruppenvergleich zwischen Verhaltenstherapeuten und Therapeuten anderer Schulrichtungen. *Verhaltensmodifikation und Verhaltensmedizin, 12,* 3–18.

Breil, J. (2000). *Hausaufgaben in der ambulanten Psychotherapie. Versuch einer Systematisierung.* Unveröffentlichte Diplomarbeit, Ruhr-Universität Bochum.

Breil, J. & Kosfelder, J. (2003). *Hausaufgaben in der Psychotherapie – Herrscht Konsens oder Dissens zwischen Therapeut und Patient?* Paper presented at the 3. Workshopkongress der Fachgruppe Klinische Psychologie und Psychotherapie, Freiburg.

Broder, M. S. (2000). Making optimal use of homework to enhance your therapeutic effectiveness. *Journal of Rational-Emotive and Cognitive Behavior Therapy, 18,* 3–18.

Bryant, M. J., Simons, A. D. & Thase, M. E. (1999). Therapist skill and patient variables in homework compliance: Controlling an uncontrolled variable in cognitive therapy outcome research. *Cognitive Therapy and Research, 23,* 381–399.

Burns, D. D. & Nolen-Hoeksema, S. (1991). Coping styles, homework compliance and the effectiveness of cognitive-behavioral therapy. *Journal of Consulting and Clinical Psychology, 59,* 305–311.

Burns, D. D. & Nolen-Hoeksema, S. (1992). Therapeutic empathy and recovery from depression in cognitive-behavioral therapy: A structural equation model. *Journal of Consulting and Clinical Psychology, 60*(3), 441–449.

Burns, D. D. & Spangler, D. L. (2000). Does psychotherapy homework lead to improvements in depression in cognitive-behavioral therapy or does improvement lead to increased homework compliance? *Journal of Consulting and Clinical Psychology, 68,* 46–56.

Carroll, K. M., Nich, C. & Ball, S. A. (2005). Practice makes progress? Homework assignments and outcome in treatment of cocaine dependence. *Journal of Consulting and Clinical Psychology, 73*(4), 749–755.

Carter, J. C. & Fairburn, C. G. (1998). Cognitive-behavioral self-help for binge eating disorder: a controlled effectiveness study. *Journal of Consulting and Clinical Psychology, 66,* 616–623.

Conoley, C. W., Padula, M. A., Payton, D. S. & Daniels, J. A. (1994). Predictors of client implementation of counselor recommendations: Match with problem, difficulty level and building on client strengths. *Journal of Counseling Psychology, 41,* 3–7.

Coon, D. W. & Thompson, L. W. (2003). The relationship between homework compliance and treatment outcomes among older adult outpatients with mild-to-moderate depression. *American Journal of Geriatric Psychiatry, 11,* 53–61.

Cox, D. J., Tisdelle, D. A. & Culbert, J. P. (1988). Increasing adherence to behavioral homework assignments. *Journal of Behavioral Medicine, 11,* 519–522.

de Araujo, L. A., Ito, L. M. & Marks, I. M. (1996). Early compliance and other factors predicting outcome of exposure for obsessive-compulsive disorder. *British Journal of Psychiatry, 169,* 747–752.

Den Boer, P. C. A. M., Wiersma, D. & Van den Bosch, R. J. (2004). Why is self-help neglected in the treatment of emotional disorders? A meta-analysis. *Psychological Medicine, 34,* 1–13.

Detweiler, J. B. & Whisman, M. A. (1999). The role of homework assignments in cognitive therapy for depression: potential methods for enhancing adherence. *Clinical Psychology: Science and Practice, 12,* 267–282.

Detweiler-Bedell, J. B. & Whisman, M. A. (2005). A lesson in assigning homework: Therapist, client, and task characteristics in cognitive therapy for depression. *Professional Psychology: Research and Practice, 36*(2), 219–223.

Edelman, R. E. & Chambless, D. L. (1993). Compliance during sessions and homework in exposure-based treatment of agoraphobia. *Behaviour Research and Therapy, 31*, 767–773.

Edelman, R. E. & Chambless, D. L. (1995). Adherence during sessions and homework in cognitive-behavioral group treatment of social phobia. *Behaviour Research and Therapy, 33*, 573–577.

Evans, K., Tyrer, P., Catalan, J., Schmidt, U., Davidson, K., Dent, J., Tata, P., Thornton, S., Barber, J. P. & Thompson, S. (1999). Manual-assisted cognitive-behaviour therapy (MACT): a randomized controlled trial of a brief intervention with bibliotherapy in the treatment of recurrent deliberate self harm. *Psychological Medicine, 29*, 19–25.

Fehm, L. & Fehm-Wolfsdorf, G. (2001). Hausaufgaben als therapeutische Intervention: Ausnahme oder Alltag? *Psychotherapeut, 46*, 386–390.

Fehm, L. & Kazantzis, N. (2004). Attitudes and use of homework assignments in therapy: a survey of German psychotherapists. *Clinical Psychology and Psychotherapy, 11*, 332–343.

Freeman, A. & Rosenfield, B. (2002). Modifying therapeutic homework for patients with personality disorders. *Journal of Clinical Psychology, 58*, 513–524.

Garfield, S. L. (1997). Brief Psychotherapy: the role of common and specific factors. *Clinical Psychology and Psychotherapy, 4*, 217–225.

Gauthier, J., Coté, G. & French, D. (1994). The role of home practice in the thermal biofeedback treatment of migraine headache. *Journal of Consulting and Clinical Psychology, 62*(1), 180–184.

Gaynor, S. T., Lawrence, P. S. & Nelson-Gray, R. O. (2006). Measuring homework compliance in cognitive-behavioral therapy for adolescent depression. Review, preliminary findings, and implications for theory and practice. *Behavior Modification, 30*(5), 647–672.

Glaser, N. M., Kazantzis, N., Deane, F. P. & Oades, L. G. (2000). Critical issues in using homework assignments within cognitive-behavioral therapy for schizophrenia. *Journal of Rational-Emotive and Cognitive Behavior Therapy, 18*, 247–261.

Goisman, R. M. (1985). The psychodynamics of prescribing in behavior therapy. *American Journal of Psychiatry, 142*, 675–679.

Gould, R. A. & Clum, G. A. (1993). A meta-analysis of self-help treatment approaches. *Clinical Psychology Review, 13*, 169–186.

Grawe, K. (1998). *Psychologische Therapie*. Göttingen: Hogrefe.

Hare-Mustin, R. T. & Tushup, R. (1977). Maintaining a sense of contact with the patient during therapist absences. *Journal of Clinical Psychology, 33*(2), 531–534.

Hay, C. E. & Kinnier, R. T. (1998). Homework in counseling. *Journal of Mental Health Counseling, 20*, 122–132.

Hecker, L. & Deacon, S. (Eds.). (1998). *The therapist's notebook. Homework, handouts, and activities for use in psychotherapy*. New York, London: The Haworth Press.

Helbig, S. & Fehm, L. (2004). Problems with homework in CBT: Rare exception or rather frequent? *Behavioural and Cognitive Psychotherapy, 32*, 291–301.

Helbig, S. & Fehm, L. (2005). Der Einsatz von Hausaufgaben in der Psychotherapie. Empfehlungen und ihre empirische Fundierung. *Psychotherapeut, 50*, 122–128.

Ingram, J. A. & Salzberg, H. C. (1990). Effects of in vivo behavioral rehearsal on the learning of assertive behaviors with a substance abusing population. *Addictive Behaviors, 15*(2), 189–194.

Kazantzis, N. (2000). Power to detect homework effects in psychotherapy outcome research. *Journal of Consulting and Clinical Psychology, 68*, 166–170.

Kazantzis, N., Busch, R., Ronan, K. R. & Merrick, P. L. (2007). Using homework assignments in psychotherapy. Differences by theoretical orientation and professional training? *Behavioural and Cognitive Psychotherapy, 35*, 121–128.

Kazantzis, N. & Deane, F. P. (1999). Psychologists' use of homework assignments in clinical practice. *Professional Psychology: Research and Practice, 30*, 581–585.

Kazantzis, N., Deane, F. P. & Ronan, K. R. (2000). Homework assignments in cognitive and behavioral therapy: a meta-analysis. *Clinical Psychology: Science and Practice, 7*(2), 189–202.

Kazantzis, N., Deane, F. P. & Ronan, K. R. (2001). Concluding causation from correlation: comment on Burns and Spangler (2000). *Journal of Consulting and Clinical Psychology, 69*, 1079–1083.

Kazantzis, N., Deane, F. P. & Ronan, K. R. (2004). Assessing compliance with homework assignments: Review and recommendations for clinical practice. *Journal of Clinical Psychology, 60*(6), 627–641.

Kazantzis, N. & L'Abate, L. (2005). Theoretical foundations. In: N. Kazantzis, F. P. Deane, K. R. Ronan & L. L'Abate (Eds.). *Using homework assignments in cognitive behavior therapy* (pp. 9–34). New York, London: Routledge.

Kazantzis, N. & Lampropoulos, G. K. (2002). Reflecting on homework in Psychotherapy: What can we conclude from research and experience? *Journal of Clinical Psychology, 58*, 577–585.

Kazantzis, N., McEwan, J. & Datillo, F. M. (2005). A guiding model for practice. In: N. Kazantzis, F. P. Deane, K. R. Ronan & L. L'Abate (Eds.). *Using homework assignments in cognitive behavior therapy* (pp. 9–34). New York, London: Routledge.

Kazdin, A. E. & Mascitelli, S. (1982). Covert and overt rehearsal and homework practice in developing assertiveness. *Journal of Consulting and Clinical Psychology, 30*(2), 250–258.

Kemmler, L., Borgart, E.-J. & Gärke, R. (1992). Der Einsatz von Hausaufgaben in der Psychotherapie. Eine Praktikerbefragung. *Report Psychologie* (August 1992), 9–18.

Kornblith, S. J., Rehm, L. P., O'Hara, M. W. & Lamparski, D. M. (1983). The contribution of self-reinforcement training and behavioral assignments to the efficacy of self-control therapy for depression. *Cognitive Therapy and Research, 7*(6), 499–527.

Kosfelder, J., Poldrack, A. & Jacobi, F. (2002). Klinisch-Psychologische Forschung: Themen und Kunden. In F. Jacobi & A. Poldrack (Hrsg.), *Wissenschaftliches Arbeiten in der Klinischen Psychologie. Ein Praxishandbuch* (S. 9–25). Göttingen: Hogrefe.

Leucht, C. A. & Tan, S. Y. (1996). Homework and psychotherapy: Making between-session assignments more effective. *Journal of Psychology and Christianity, 15*(3), 258–269.

Leung, A. W. & Heimberg, R. G. (1996). Homework compliance, perceptions of control, and outcome of cognitive-behavioral treatment of social phobia. *Behaviour Research and Therapy, 34,* 423–432.

Leahy, R. L. (2002). Improving homework compliance in the treatment of generalized anxiety disorder. *Journal of Clinical Psychology, 58,* 499–511.

Mahrer, A. R., Gagnon, R., Fairweather, D. R., Boulet, D. B. & Herring, C. B. (1994). Client commitment and resolve to carry out postsession behaviors. *Journal of Counseling Psychology, 41,* 407–414.

Mahrer, A. R., Nordin, S. & Miller, L. S. (1995). If a client has this kind of problem, prescribe that kind of postsession behavior. *Psychotherapy, 32,* 194–203.

March, P. (1997). In two minds about cognitive-behavioural therapy: Talking to patients about why they do not do their homework. *British Journal of Psychotherapy, 13*(4), 461–472.

Margraf, J. (1996). Grundprinzipien und historische Entwicklung. In J. Margraf (Hrsg.), *Lehrbuch der Verhaltenstherapie* (Band 1, S. 1–30). Berlin: Springer.

Martin, G. A. & Worthington, E. L. (1985). Compliance with homework to employ self-instructions in controlling ice water pain: An analogue to counseling. *Perceptual and Motor Skills, 60,* 796–798.

Mrose, J. (2003). *Hausaufgaben in der ambulanten Verhaltenstherapie – Patientenperspektive.* Unveröffentlichte Diplomarbeit, Technische Universität Dresden.

Murdoch, J. W. & Connor-Greene, P. A. (2000). Enhancing therapeutic impact and therapeutic alliance through electronic mail homework assignments. *Journal of Psychotherapy Practice and Research, 9,* 232–237.

Neimeyer, R. A. & Feixas, G. (1990). The role of homework and skill aquisition in the outcome of group cognitive therapy for depression. *Behavior Therapy, 21,* 281–292.

Nelson, R. A. & Borcovec, T. D. (1989). Relationship of client participation to psychotherapy. *Journal of Behavior Therapy and Experimental Psychiatry, 20*(2), 155–162.

Openshaw, D. K. (1998). Enhancing homework compliance: The SEA method, or effective use of the 167 ,non-therapy' hours of a week. *Journal of Family Psychotherapy, 9*(3), 21–29.

Primakoff, L., Epstein, N. & Covi, L. (1986). Homework compliance: An uncontrolled variable in cognitive therapy outcome research. *Behavior Therapy, 17,* 433–446.

Rees, C. S., McEvoy, P. & Nathan, P. R. (2005). Relationship between homework completion and outcome in cognitive behaviour therapy. *Cognitive Behaviour Therapy, 34*(4), 242–247.

Rosenthal, H. G. (Ed.). (2001). *Favorite counseling and therapy homework assigments. Leading therapists share their most creative strategies.* Philadelphia: Brunner & Routledge.

Sawade, C. & Kazubke, E. (2005). *Verwendung von Hausaufgaben in verhaltenstherapeutisch orientierten Therapiemanualen.* Unveröffentlichte Projektarbeit: Humboldt-Universität zu Berlin.

Scheel, M. J., Hanson, W. E. & Razzhavaikina, T. I. (2004). The process of recommending homework in psychotherapy: A review of therapist delivery methods, client acceptability, and factors that affect compliance. *Psychotherapy: Theory, Research, Practice, Training, 41,* 38–55.

Schenk, J. (2006). *Hausaufgaben in der Therapie und Transfer in den Alltag.* Unveröffentlichte Diplomarbeit am Institut für Psychologie, Humboldt-Universität zu Berlin.

Schmidt, N. B. & Woolaway-Bickel, K. (2000). The effects of treatment compliance on outcome in cognitive-behavioral therapy for panic disorder: quality versus quantity. *Journal of Consulting and Clinical Psychology, 68,* 13–18.

Scott, M. J. & Stradling, S. G. (1997). Client compliance with exposure treatments for posttraumatic stress disorder. *Journal of Traumatic Stress, 10*(3), 523–526.

Shelton, J. L. & Ackerman, J. M. (1974). *Homework in Counseling and Psychotherapy. Examples of Systematic Assignments for Therapeutic Use by mental health professionals.* Springfield, Illinois: Charles C Thomas Publisher.

Shelton, J. L. & Ackerman, J. M. (1978). *Verhaltens-Anweisungen: Hausaufgaben in Beratung und Psychotherapie.* München: Verlag J. Pfeiffer.

Startup, M. & Edmonds, J. (1994). Compliance with homework assignments in cognitive-behavioral psychotherapy for depression: Relation to outcome and methods of enhancement. *Cognitive Therapy and Research, 18,* 567–579.

Sutton, C. S. & Dixon, D. N. (1986). Resistance in parental training: a study of social influence. *Journal of Social and Clinical Psychology, 4,* 133–141.

Tompkins, M. A. (2002). Guidelines for enhancing homework compliance. *Journal of Clinical Psychology, 58,* 565–576.

Schulenberg, S. E. (2003). Psychotherapy and Movies. On using films in clinical practice. *Journal of Contemporary Psychotherapy, 33*(1), 35–48.

Viernickel, R. & Vietze, G. (2006). *Verwendung von Hausaufgaben in Therapiemanualen.* Unveröffentlichte Projektarbeit: Humboldt-Universität zu Berlin.

Wedding, D., Boyd, M. A. & Niemiec, R. M. (2005). *Movies and mental illness: Using films to understand psychopathology.* Göttingen: Hogrefe.

Wendlandt, W. (2003). *Veränderungstraining im Alltag. Eine Anleitung zur In-Vivo-Arbeit in Therapie, Beratung und Selbsthilfe.* Stuttgart: Thieme.

Woods, C. M., Chambless, D. L. & Steketee, G. (2002). Homework compliance and behavior therapy outcome for panic with agoraphobia and obsessive compulsive disorder. *Cognitive Behavior Therapy, 31* (2), 88–95.

Woody, S. R. & Adessky, R. S. (2002). Therapeutic alliance, group cohesion and homework compliance during cognitive-behavioral group treatment of social phobia. *Behavior Therapy, 33,* 5–27.

Worthington, E. L. (1986). Client compliance with homework directives during counseling. *Journal of Counseling Psychology, 33,* 124–130.

Zeeck, A., Hartmann, A. & Orlinsky, D. (2004). Intersession-processes – A neglected area of psychotherapy research. *Psychotherapie Psychosomatik Medizinische Psychologie, 54* (6), 236–242.

Anhang

Empfehlungen für bibliotherapeutische Materialien

Allgemeine Informationen zu Psychotherapie

Hansch, D. (2003). *Erste Hilfe für die Seele.* Berlin: Springer Verlag.

Kanfer, F. & Schmelzer, D. (2001). *Wegweiser Verhaltenstherapie.* Berlin: Springer Verlag.

Stavemann, H. H. (2001). *Im Gefühlsdschungel.* Weinheim: Beltz Verlag.

Affektive Störungen

Hautzinger, M. (2006). *Ratgeber Depression. Informationen für Betroffene und Angehörige.* Göttingen: Hogrefe Verlag.

Hegerl, U., Althaus, D. & Reiners, H. (2005). *Das Rätsel Depression. Eine Krankheit wird entschlüsselt.* München: Beck Verlag.

Luderer, H.-J. (1994). *Himmelhochjauchzend, zum Tode betrübt.* Stuttgart: Trias Verlag.

Meyer, T. D. (2005). *Manisch-depressiv? Was Betroffene und Angehörige wissen sollten.* Weinheim: Beltz Verlag.

Wittchen, H.-U. (1997). *Wenn Traurigkeit krank macht.* München: Mosaik Verlag.

Angststörungen

Angst und Panik

Bandelow, B. (2006). *Das Angstbuch. Woher Ängste kommen und wie man sie bekämpfen kann.* Reinbek: Rowohlt.

Bassett, L. (2000). *Angstfrei leben* (2. Aufl.). Weinheim: Beltz Verlag.

Marks, I. (1999). *Ängste. Verstehen und bewältigen* (2. Aufl.). Berlin: Springer Verlag.

Trickett, S. (2002). *Angstzustände und Panikattacken erfolgreich meistern.* München: Mosaik Verlag.

Von Witzleben, I. & Schwarz, A. (2004). *Endlich frei von Angst und Panik.* München: GU.

Wittchen, H.-U. (1999). *Wenn Angst krank macht* (2. Aufl.). München: Mosaik Verlag.

Wolf, D. (2001). *Ängste verstehen und überwinden.* Mannheim: PAL.

Soziale Ängste

Dieme, C. (2004). *Angst vorm Erröten? Erythrophobie: Hintergründe, Auswege und Erfolgsberichte Betroffener.* Bielefeld: Stillwasser Verlag.

Fehm, L. & Wittchen, H.-U. (2004). *Wenn Schüchternheit krank macht.* Göttingen: Hogrefe Verlag.

Hinsch, R. & Wittmann, S. (2003). *Soziale Kompetenz kann man lernen.* Weinheim: Beltz Verlag.

Markway, B. & Markway, G. (2003). *Frei von Angst und Schüchternheit.* Weinheim: Beltz Verlag.

Zwangsstörungen

Baer, L. (2001). *Alles unter Kontrolle. Zwangsgedanken und Zwangshandlungen überwinden.* Göttingen: Huber Verlag.

Baer, L. (2003). *Der Kobold im Kopf. Die Zähmung der Zwangsgedanken.* Göttingen: Huber Verlag.

Fricke, S. & Hand, I. (2005). *Zwangsstörungen verstehen und bewältigen.* Bonn: Psychiatrie Verlag.

Hoffmann, N. (2000). *Wenn Zwänge das Leben einengen. Zwangsgedanken und Zwangshandlungen. Ursachen, Behandlungsmöglichkeiten und Möglichkeiten der Selbsthilfe.* Mannheim: PAL.

Schmidt, U. & Reinecker, H. (1996). *Der Weg aus der Zwangserkrankung.* Göttingen: Vandenhoeck & Ruprecht.

Essstörungen

Bundeszentrale für gesundheitliche Aufklärung BzgA (1999). *Essstörungen: Bulimie-Magersucht-Esssucht.* Berlin: BzgA.

Gerlinghoff, M. & Backmund, H. (1994). *Wege aus der Essstörung.* Stuttgart: Trias Verlag.

Gerlinghoff, M. & Backmund, H. (2003). *Essen will gelernt sein.* Weinheim: Beltz Verlag.

Psychotische und Persönlichkeitsstörungen

Klingberg, S. (2005). *Schizophren? Orientierung für Betroffene und Angehörige.* Weinheim: Beltz Verlag.

Luderer, H.-J. (1998). *Schizophrenien: Mit der Krankheit leben lernen.* Stuttgart: Trias Verlag.

Niklewski, G. & Riecke-Niklewski, R. (2003). *Leben mit einer Borderline-Störung.* Stuttgart: Trias Verlag.

Sender, I. (2001). *Ratgeber: Das Borderline Syndrom: Wissenswertes für Betroffene und deren Angehörige.* München: CIP-Medien.

Stark, F.-M. (1998). *Psychosen. Psychotische Störungen erkennen, behandeln und bewältigen.* München: Mosaik Verlag.

Schlafstörungen

Backhaus, J. & Riemann, D. (1996). *Schlafstörungen bewältigen.* Weinheim: Beltz Verlag.

Zulley, J. & Knab, B. (2002). *Die kleine Schlafschule.* Freiburg: Herder Verlag.

Sucht

Lindenmeyer, J. (2001). *Lieber schlau als blau.* Weinheim: Beltz Verlag.

Schneider, R. (2001). *Die Suchtfibel: Informationen zur Abhängigkeit von Alkohol und Medikamenten.* Hohengehren: Schneider Verlag.

Auflistung der Arbeitsblätter nach Symptombereichen

Symptom-bereich	Titel des Arbeitsblatts	dazugehörige Aufgabe	Seite
allgemein	3.9 Neue Denk- und Verhaltensweisen zur Gewohnheit werden lassen	Protokollierung von in der Therapie neu erlernten oder wieder aktivierten Denk- oder Verhaltensweisen, die innerhalb der nächsten Woche häufiger gezeigt werden sollen	153
	3.16 Realitätsprüfung	Annahmen über sich und andere in einem Verhaltensexperiment testen	167
	3.17 Entscheidungshilfe	Argumente für und gegen eine Entscheidung abwägen	169
	4.1 Was habe ich in der Therapie gelernt?	Notieren der drei wichtigsten Dinge, die während bzw. durch die Therapie gelernt wurden	171
	4.2 Werkzeugkasten	Benennung von in der Therapie erarbeiteten Interventionstechniken; Identifikation von möglichen zukünftigen (Problem-)Situationen	173
	4.3 Ziele für die Zukunft	Sammlung weiterer Ziele und Veränderungswünsche	177
	4.4 Umgang mit kritischen Situationen	Vorwegnahme von Belastungssituationen nach dem Ende der Behandlung	179
	4.5 Gegenmittel	Strategien zur Vorbeugung von Rückschritten sammeln	181
	4.6 Selbstbeobachtung nach der Therapie	Kontinuierliche und regelmäßige Selbstbeobachtung bezüglich erster Anzeichen für eine Verschlechterung der Symptomatik	183
Angst	1.8 Wie drückt sich Angst bei mir aus?	Selbstbeobachtung von Angstsymptomen in konkreten Situationen	89
	1.9 Aktivitätstagebuch	Selbstbeobachtung des Aktionsradius' außerhalb des Hauses im Rahmen einer agoraphobischen Symptomatik	91
	1.10 Panik- und Aktivitätstagebuch	Beobachtung und Beschreibung von Angstzuständen und Panikattacken im Tagesverlauf	95
	1.11 Angststufen	Sammeln und Hierarchisieren Angst auslösender Situationen für Patienten mit phobischer Symptomatik	99
	1.12 Einflussfaktoren auf die Angst	Identifizieren und Notieren erleichternder und erschwerender Bedingungen	101
	3.2 Gewöhnung an Symptome	Durchführung und Protokollierung von Symptomprovokationsübungen	133
	3.3 Konfrontationsübungen mit Angstverlaufskurven	Durchführung von Konfrontationsübungen	135
	3.4 Konfrontationsübungen	Protokollierung von mehreren Konfrontationsübungen	139

Symptom-bereich	Titel des Arbeitsblatts	dazugehörige Aufgabe	Seite
Essverhalten	1.15 Ernährungstagebuch	Protokollieren des Ernährungsverhaltens	109
Körperliche Symptome	1.14 Symptomtagebuch	Selbstbeobachtung von körperlichen Symptomen und Beschwerden	107
Schlaf	1.18 Schlafzeiten	Selbstbeobachtung und Protokollierung der Schlaf- und Ruhezeiten über eine Woche hinweg	117
	1.19 Schlafqualität	Selbstbeobachtung und Protokollierung der Schlafqualität in der Nacht über eine Woche hinweg	119
Schmerz	1.16 Schmerzbeobachtung	Beobachtung der Schmerzen in einer ausgewählten Region in Bezug auf Schmerzstärke, Erträglichkeit der Schmerzen und Anspannung	111
Sorgen	3.14 Nützliche und unnütze Sorgen	Unangemessene Sorgen identifizieren	163
	3.15 Grübelzeit	Einführung einer kontrollierten „Grübelzeit"	165
Stimmung	1.6 Aktivitäts- und Stimmungstagebuch	Stimmungsverlauf über den Tag beobachten	85
	1.7 Protokoll negativer Gedanken und Gefühle	Selbstbeobachtung von Situationen, Gedanken und Verhaltensweisen, die negative Gefühle auslösen	87
	3.10 Ungünstige Denkstile	Hinterfragen eigener Denkstile	155
	3.11 Entkatastrophisieren	Befürchtungen bearbeiten	157
	3.12 Hinterfragen von Gedanken	Vertiefte Disputation dysfunktionaler Kognitionen	159
	3.13 Veränderung ungünstiger Gedanken	Selbstbeobachtung bezüglich negativer automatischer Gedanken, Entwickeln von Alternativgedanken	161
Zwang	1.13 Gegenmaßnahmen bei Zwangshandlungen	Selbstbeobachtung möglicher Situationen, die ritualisierte Denk- oder Verhaltensweisen auslösen	103
	3.5 Konfrontationsübungen bei Zwängen	Protokollierung von Konfrontationsübungen bei zwanghafter Symptomatik	141

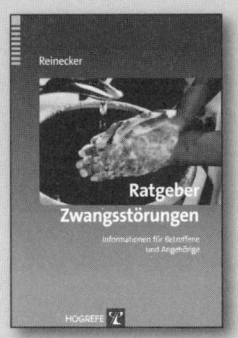
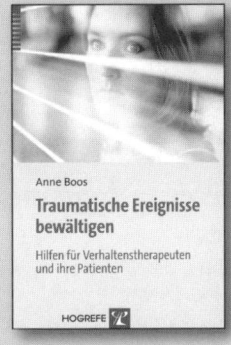
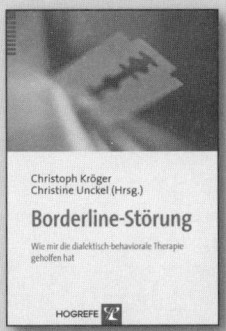
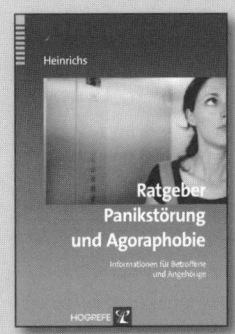
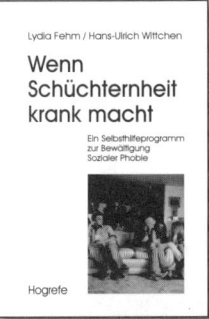
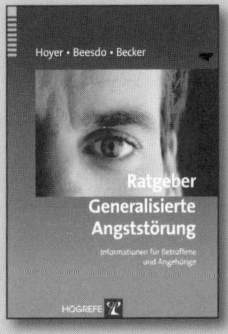
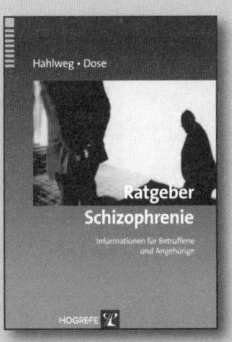
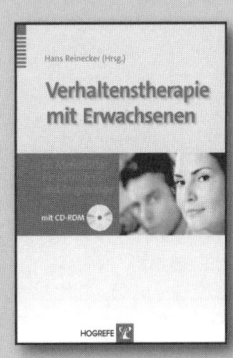 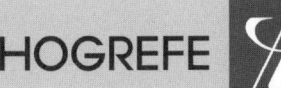

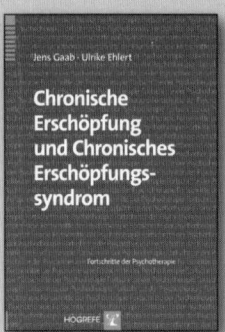
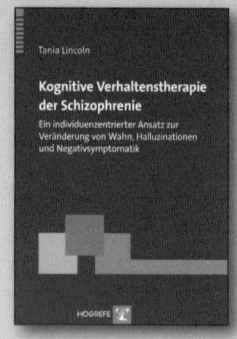
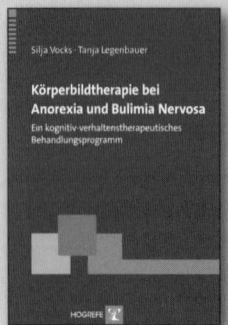
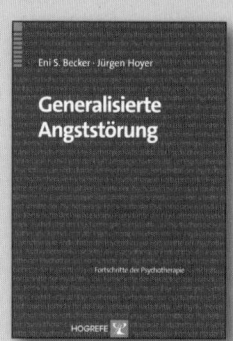
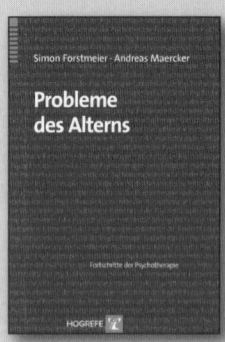
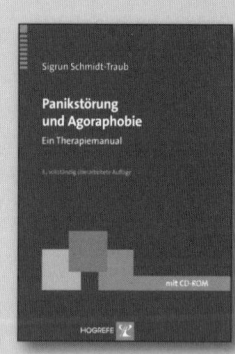
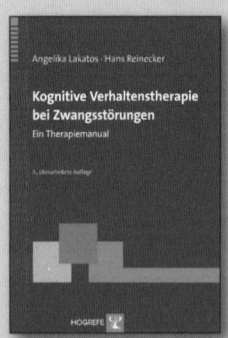
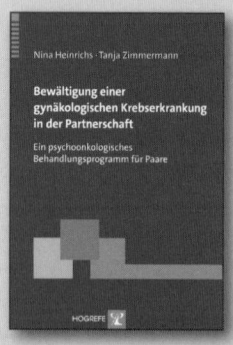 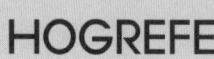 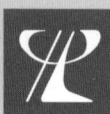